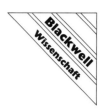

Wolfgang Oczenski
Alois Werba · Harald Andel

Atmen – Atemhilfen

Atemphysiologie und Beatmungstechnik

3., unveränderte Auflage

Mit 86 farbigen Abbildungen

Blackwell Wissenschafts-Verlag Berlin · Wien 1996
Oxford · Edinburgh · Boston · London · Melbourne · Paris · Yokohama

Blackwell Wissenschafts-Verlag GmbH
Kurfürstendamm 57, D-10707 Berlin
Zehetnergasse 6, A-1140 Wien

Blackwell Science Ltd
Osney Mead, GB-Oxford, OX2 0EL
25 John Street, GB-London WC1N 2BL
23 Ainslie Place, GB-Edinburgh EH3 6AJ

Blackwell Arnette SA
224, boulevard Saint-Germain, F-75007 Paris

Blackwell Science, Inc.
238 Main Street, 5th Floor, USA-Cambridge, Massachusetts 02142

Blackwell Science Pty Ltd
54 University Street, AUS-Carlton, Victoria 3053

Blackwell Science Japan
290-2 Nase Totsuka, J-Yokohama

Anschriften der Herausgeber:
OA. Dr. Harald *Andel,*
Universitätsklinik für Anaesthesie und
Allgemeine Intensivmedizin,
Währinger Gürtel 18–20,
A-1090 Wien

OA. Dr. Alois *Werba,*
Universitätsklinik für Anaesthesie und
Allgemeine Intensivmedizin,
Währinger Gürtel 18–20,
A-1090 Wien

OA. Dr. Wolfgang *Oczenski,*
Krankenhaus der Stadt Wien Lainz,
Abteilung für Anaesthesie und Intensivmedizin,
Wolkersbergenstraße 1,
A-1130 Wien

Gewährleistungsvermerk
Die Medizin ist eine Wissenschaft mit ständigem Wissenszuwachs. Forschung und Weiterentwicklung klinischer Verfahren erschließen auch gerade in der Pharmakotherapie veränderte Anwendungen. Die Verfasser dieses Werkes haben sich intensiv bemüht, für die verschiedenen Medikamente in den jeweiligen Anwendungen exakte Dosierungshinweise entsprechend dem aktuellen Wissensstand zu geben. Diese Dosierungshinweise entsprechen den Standardvorschriften der Hersteller. Verfasser und Verlag können eine Gewährleistung für die Richtigkeit von Dosierungsangaben dennoch nicht übernehmen. Dem Praktiker wird dringend empfohlen, in jedem Anwendungsfall die Produktinformation der Hersteller hinsichtlich Dosierungen und Kontraindikationen entsprechend dem jeweiligen Zeitpunkt der Produktanwendung zu beachten.

Die Wiedergabe von Gebrauchsnamen, Handelsnamen, Warenbezeichnungen usw. in diesem Buch berechtigt auch ohne besondere Kennzeichnung nicht zu der Annahme, daß solche Namen im Sinne der Warenzeichen- u. Markenschutz-Gesetzgebung als frei zu betrachten wären und daher von jedermann benutzt werden dürften.

Dieses Werk ist urheberrechtlich geschützt. Die dadurch begründeten Rechte, insbesondere die der Übersetzung, des Nachdrucks, des Vortrages, der Entnahme von Abbildungen und Tabellen, der Funksendung, der Mikroverfilmung oder der Vervielfältigung auf anderen Wegen und der Speicherung in Datenverarbeitungsanlagen, bleiben, auch bei nur auszugsweiser Verwertung, vorbehalten. Eine Vervielfältigung dieses Werkes oder von Teilen dieses Werkes ist auch im Einzelfall nur in den Grenzen der gesetzlichen Bestimmungen des Urheberrechtsgesetzes der Bundesrepublik Deutschland vom 9. September 1965 in der Fassung vom 24. Juni 1985 zulässig. Sie ist grundsätzlich vergütungspflichtig. Zuwiderhandlungen unterliegen den Strafbestimmungen des Urheberrechtsgesetzes.

Die Deutsche Bibliothek – CIP-Einheitsaufnahme

Oczenski, Wolfgang: Atmen – Atemhilfen : Atemphysiologie und Beatmungstechnik /
W. Oczenski ; A. Werba ; H. Andel. – 3., unveränd. Aufl. – Berlin ; Wien : Blackwell Wiss.-Verl., 1996
ISBN 3-89412-313-3
NE: Werba, Alois:; Andel, Harald:

© 3. Auflage 1996 Blackwell Wissenschafts-Verlag, Berlin · Wien

ISBN 3-89412-313-3 · Printed in Austria

Einbandgestaltung: Rudolf Hübler, Berlin
Satz: Blackwell Wissenschafts-Verlag GesmbH., Wien
Druck und Bindung: Hans Jentzsch & Co. GesmbH., Wien

Gedruckt auf chlorfrei gebleichtem Papier

Verzeichnis der Herausgeber

OA. Dr. Harald **Andel**
Universitätsklinik für Anaesthesie und Allgemeine Intensivmedizin
Währinger Gürtel 18–20
A-1090 Wien

OA. Dr. Wolfgang **Oczenski**
Krankenhaus der Stadt Wien Lainz, Abteilung für Anaesthesie und
Intensivmedizin
Wolkersbergenstraße 1
A-1130 Wien

OA. Dr. Alois **Werba**
Universitätsklinik für Anaesthesie und Allgemeine Intensivmedizin
Währinger Gürtel 18–20
A-1090 Wien

Vorwort zur 1. Auflage

Die maschinelle Beatmung ist wesentlicher Bestandteil moderner Narkosetechnik und Intensivtherapie. Durch das wachsende Interesse wurde die Literatur immer umfangreicher und spezieller. Auch Anleitungen zur Durchführung der künstlichen Beatmung gibt es in verschiedenen Darstellungen. Neue pathophysiologische Kenntnisse sowie Fortschritte auf technisch-apparativem Gebiet haben in den letzten Jahren zu einer rasanten Entwicklung auf dem Beatmungssektor mit neuen Beatmungsformen geführt. Für den Anfänger sind aber damit Literaturüberblick und Einstieg in die Beatmungstechnik schwierig geworden.

Die Idee zu diesem Beatmungskompendium wurde geboren, da sowohl von ärztlicher als auch von intensivpflegerischer Seite oft beklagt wurde, daß es keine verfügbare Literatur in Form eines Basistextes gibt, der leicht verständlich geschrieben, kurz und übersichtlich einen Überblick über die physiologischen Grundlagen der Beatmung, über das Funktionsprinzip der verschiedenen Beatmungsformen, über adjuvante Maßnahmen sowie über das Beatmungsregime bei verschiedenen intensivmedizinischen Krankheitsbildern gibt. Dieses Buch soll besonders dem Anfänger eine Starthilfe sein, in theoretischer und vor allem in praktischer Hinsicht. Es soll jene Fragen beantworten, die während des Dienstes von jungen Kollegen, aber auch vom Intensivpflegepersonal am Krankenbett gestellt wurden. Insofern handelt es sich um ein Buch, das von in der intensivmedizinischen Praxis tätigen Ärzten geschrieben wurde und eine Antwort auf häufige in der täglichen Routinetätigkeit gestellten Fragen über Beatmungstechnik geben soll.

Das Buch richtet sich vor allem an den jungen Assistenzarzt der Anästhesie, Chirurgie und Inneren Medizin, der mit der maschinellen Beatmung auf der Intensivstation zum ersten Mal konfrontiert wird. Außerdem soll dieser Leitfaden dem interessierten Intensivpflegepersonal das Selbststudium zu diesem Thema erleichtern und als Ausbildungsgrundlage dienen. Wir müssen uns stets der Tatsache bewußt sein, daß das Beatmungsregime zwar von Ärzten geplant und durchgeführt, aber von Schwestern und Pflegern aufrechterhalten und überwacht wird. Es ist zu hoffen, daß durch dieses Buch auch das Interesse für weiterführende Literatur gefördert wird. Durch bewußte Vereinfachung mancher Sachverhalte hoffen die Autoren nicht zu viel Widerspruch zu erregen, besonders da nicht, wo unter Experten noch Uneinigkeit herrscht. Es handelt sich um ein Kompendium, das keinen Anspruch erhebt, ein Lehrbuch zu ersetzen.

Somit soll das Ziel erreicht werden, einen umgrenzten Themenbereich zur Fortbildung übersichtlich und praxisorientiert darzustellen.

Wien, im November 1993   o. Univ.-Prof.Dr. M. Zimpfer

Vorstand der Universitätsklinik für Anaesthesie
und Allgemeine Intensivmedizin, Wien

Vorwort zur 2. Auflage

Rasche Entwicklungen auf dem Beatmungssektor, neue Therapieverfahren sowie die große Nachfrage der 1. Auflage machten nach
nur knapp 2 Jahren eine zweite komplett überarbeitete, erweiterte
und aktualisierte Auflage notwendig. Der Charakter des Buches
"Atmen – Atemhilfen", ein aus der täglichen intensivmedizinischen
Praxis für die Praxis geschriebenes Taschenbuch zur Atemphysiologie und Beatmungstechnik, sollte auch in der 2. Auflage nicht
verändert werden. Das Ziel dieser neuen Auflage war es somit, ein
Kurzlehrbuch über Atemphysiologie und Beatmungstechnik auf
Intensivstationen praxisbezogen und leicht verständlich als Ausbildungsgrundlage in Form eines Basistextes anzubieten.

Die Autoren legten besonderen Wert auf eine didaktisch klar struk-
turierte, übersichtliche und leicht verständliche Darstellung und
einen mit konkreten Therapievorschlägen untermauerten Aufbau
ihres Buches. Große Sorgfalt wurde darauf verwendet, daß die
Angaben über Applikation und Wirkungsweise von Therapie- und
Beatmungsverfahren dem neuesten Wissensstand entsprechen.

Im ersten Teil des Buches sind die atemphysiologischen Grundlagen
erörtert, die Voraussetzung für das Verständnis der einzelnen Beat-
mungs- und Therapieverfahren bilden. Im zweiten Teil werden die
verschiedenen Beatmungsformen und Beatmungsmuster, weiters
additive Therapiemethoden sowie Beatmungsstrategien bei verschiedenen intensivmedizinischen Krankheitseinheiten besprochen.
Neu hinzugekommen sind u.a. Kapitel zu den Themen: BIPAP,
Stickstoffmonoxid, Beatmung im Säuglings- und Kindesalter,
Hochfrequenzbeatmung und schließlich die Technologie der einzelnen Beatmungsgeräte. Darüberhinaus wurden nahezu alle Kapitel
umfangreich erweitert, sämtliche Abbildungen neu gestaltet und in
Farbe gedruckt. Besonders wichtige Textstellen, sowie Vorschläge
für Respiratoreinstellungen und Entwöhnungskonzepte wurden in
grau hinterlegten Merkkästen zusammengefaßt. Auch wurden bereits in den einzelnen Kapiteln relevante, rezente Literaturstellen mit
aufgenommen, die dem interessierten Leser zusätzlich Informatio-
nen geben können. – Die Autoren haben darüberhinaus versichert,

daß sie Kritik, Vorschläge und Hinweise zur Verbesserung dieses Taschenbuches gerne entgegennehmen.

Das vorliegende Kompendium stellt einen unentbehrlichen Begleiter für den in der Intensivmedizin tätigen jungen Assistenzarzt der Anaesthesiologie, Chirurgie, Inneren Medizin, Neurologie und Neonatologie/Pädiatrie dar. Auch soll das Buch dem interessierten Intensivpflegepersonal das Studium dieses komplexen Themas erleichtern und als Ausbildungsgrundlage dienen. Die Autoren können somit davon ausgehen, daß es ein idealer Ratgeber für das gesamte Behandlungsteam in seiner täglichen Arbeit am Intensivkrankenbett ist.

Wien, im Dezember 1995   o. Univ.-Prof.Dr. M. Zimpfer

Vorstand der Universitätsklinik für Anaesthesie
und Allgemeine Intensivmedizin, Wien
Präsident der Österreichischen Gesellschaft für
Anaesthesiologie, Reanimation und Intensivmedizin

Inhaltsverzeichnis

Anatomie des Respirationstraktes 3

Physiologie des Respirationstraktes 8

  Die Atemmechanik 8

    Zwerchfell 8

    Übertragung der Volumenänderungen des
Thoraxraumes auf die Lunge 11

    Unterschied zwischen Spontanatmung und Beatmung 13

  Atemmechanische Größen 15

    Resistance 15

      Atemsynchrone Resistanceänderungen 17

    Compliance 19

      Spezifische Compliance 24

      Statische Compliance 24

      Dynamische Compliance 25

      Effektive Compliance 25

    Atemarbeit 28

  Physiologie des Gasaustausches 33

  Nachweis von Gasaustauschstörungen 35

  Alveolo-arterielle Sauerstoffdifferenz 35

  Ventilations-/Perfusionsverhältnis 38

    Verteilung der Lungenperfusion 39

    Hypoxische pulmonale Vasokonstriktion (HPV) 44

  Totraumventilation 44

  Intrapulmonaler Rechts-Links-Shunt 48

  Kompartmentmodell der Lunge 53

  Statische Lungenvolumina 59

Verschlußvolumen (Closing Volume) –
Verschlußkapazität (Closing Capacity) 62

Pathophysiologie der postoperativen pulmonalen
Funktionseinschränkung 64

Sauerstofftransport im Blut 66

Sauerstoffbindungskapazität 66

Sauerstoffsättigung 66

Sauerstoffbindungskurve 67

Sauerstofftransportkapazität 70

Respiratorische Insuffizienz 72

Definition und Klinik 72

Pathomechanismen der postoperativen und
posttraumatischen Ateminsuffizienz 75

Beatmungstechnik 77

Beatmungsmuster 77

Atemzyklus 77

Grundeinstellung des Respirators 78

Druck-Zeit-Diagramm 78

Druck-Zeit-Diagramm bei Variation des
Inspirationsflows 80

Druck-Zeit-Diagramm bei Variation des Arbeits-
druckes 80

Volumen-Zeit-Diagramm 83

Flow-Zeit-Diagramm 83

Beatmungsformen 85

Auswahl der Atemhilfe 86

Strategie beim Einsatz von Atemhilfen
("Step by step approach") 88

Kontrollierte Beatmung 89

Volumenkontrollierte Beatmung 90

Beatmung mit niedrigem Inspirationsflow 91

Drucklimitierte Beatmung
(PLV = Pressure Limited Ventilation) 94

Druckkontrollierte Beatmung
(PCV = Pressure Controlled Ventilation) 95

Druckkontrollierte-volumenkonstante Beatmung 98

Maßnahmen zur Verbesserung der Oxygenierung . . . 98

PIF: Ein Maß für die Beatmungsinvasivität 99

Beatmung mit erhöhtem endexspiratorischem
Druck (PEEP) 99

Seufzer-Beatmung. 102

Inversed-Ratio-Ventilation (IRV) 104

Meßmanöver Intrinsic PEEP 111

Assistierte Beatmung 113

Intermittierende mandatorische Beatmung (IMV) . . . 114

Synchronisierte intermittierende mandatorische
Beatmung SIMV) 115

Mandatorische Minutenvolumen-Ventilation (MMV) 118

Inspirationsassistenz (ASB–Assisted Spontaneous
Breathing) 118

Continuous Positive Airway Pressure (CPAP) 122

    Continuous-Flow-CPAP 124

    Demand-Flow-CPAP 129

Biphasic Positive Airway Pressure (BIPAP) 130

BIPAP–APRV 139

BIPAP–SIMV 140

Seitengetrennte Beatmung (ILV) 141

Entwöhnung vom Respirator (Weaning) 144

Allgemeine Strategien zur Entwöhnung 144

XIII

Voraussetzung für die Einleitung und Durchführung der Entwöhnung 145

Okklusionsdruck (P = 0.1) 148

Nebenwirkungen der Beatmung 150

Kardiovaskuläre Nebenwirkungen 150

Renale Nebenwirkungen 153

Hepatale Nebenwirkungen. 153

Cerebrovaskuläre Nebenwirkungen 154

Beatmungsmonitoring 156

Beatmungsdruck. 156

Veränderungen des Beatmungsdruckes. 157

Volumenüberwachung 158

Hechelüberwachung. 158

Apnoe-Ventilation 159

Inspiratorische Sauerstoffkonzentration 160

Atemgastemperatur 160

Anfeuchtung und Erwärmung des Atemgases (Atemgaskonditionierung) 161

Verdampfer 163

Wärme- und Feuchtigkeitsaustauscher (HME – Heat and Moisture Exchanger) 163

Physikalische Therapie 164

Hochfrequente Jetbeatmung 164

IPPB-Therapie (Assistor). 167

Incentive Spirometrie (SMI = Sustained Maximal Inspiration) 169

Beatmungsstrategie bei verschiedenen Krankheitsbildern. 171

ARDS (Adult Respiratory Distress Syndrom) 171

Asthma bronchiale und COPD 172

Schädel-Hirn-Trauma. 178

Additive Therapie bei akutem Lungenversagen . . . 181

Kinetische Therapie 181

Inhalation von Stickstoffmonoxid (NO) 186

Hämofiltration 192

Spezielle Behandlungsstrategien in der Therapie des ARDS 193

Extrakorporaler Gasaustausch (ECMO) 193

Intravenöse Oxygenierung (IVOX$^{®}$) 196

Hochfrequenzbeatmung (HFV) 198

Applikation von Surfactant 206

Beatmung im Säuglings- und Kindesalter 207

Anatomische und physiologische Besonderheiten des kindlichen Respirationstraktes 207

Grundprinzipien der maschinellen Beatmung im Säuglings- und Kindesalter 211

Technologie der Beatmungsgeräte 223

Gasversorgung 223

Gasmischer 224

Klassifizierung der Respiratoren nach dem Steuerprinzip 226

Triggerung 226

Klassifizierung der Respiratoren nach dem Antriebsprinzip 229

Weiterführende Literatur 234

Stichwortverzeichnis 241

XV

ATMEN – ATEMHILFEN

Atemphysiologie und Beatmungstechnik

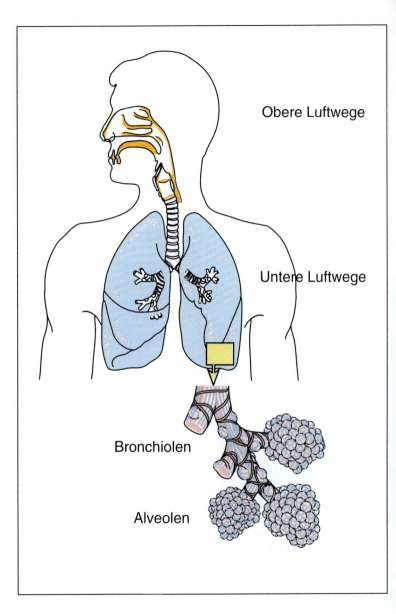

Abb. 1. Atemwege.

Anatomie des Respirationstraktes

Der Respirationstrakt umfaßt die Luftwege zwischen Außenluft und Alveolen der Lunge (Abb. 1).

Das Luftleitungssystem besteht aus dem Nasen-Rachen-Raum, dem Kehlkopf, der Trachea und dem Bronchialbaum.

Die *Nasenhöhle* trägt durch ihre große Oberfläche (Nasenmuscheln), die mit einer gut durchbluteten Schleimhaut bedeckt ist, wesentlich zur Erwärmung und Anfeuchtung der Einatemluft bei. Flimmerhaare sorgen für das Abfangen und den Abtransport von kleinen Fremdkörpern.

Der *Kehlkopf* kann die intrathorakalen Luftwege durch Verschluß der Stimmritze (Glottis) abriegeln (→ Schluckakt). Die engste Stelle außerhalb der Lungen liegt beim Erwachsenen in Höhe der Stimmbänder, wo jede weitere Verengung eine beträchtliche Beeinflussung der Atmung mit sich bringt. So kann die Larynxschleimhaut im Rahmen anaphylaktischer Reaktionen oder nach Extubation anschwellen und dadurch unter Umständen lebensbedrohende Atembeschwerden verursachen.

Die *Trachea* ist beim Erwachsenen 10 bis 12 cm lang und hat einen Durchmesser von 11 bis 12,5 mm. Sie besteht aus 16–20 hufeisenförmigen Knorpelspangen, die dorsal durch eine Membran aus Bindegewebe und glatter Muskulatur (M. trachealis) verbunden sind.

Der *Bronchialbaum* verzweigt sich baumartig über insgesamt 23 Verzweigungsgenerationen. Die 23. Generation wird von den Alveolen dargestellt. Bis zur Peripherie nimmt der Gesamtquerschnitt der Bronchien stark zu.

Die *Bronchiolen* beginnen ab der 10. Verzweigungsgeneration. Ihr Durchmesser beträgt weniger als 1 mm. Die Wand ist knorpelfrei und reich an glatten Muskelfasern. Das Epithel enthält keine schleimproduzierenden Zellen mehr. Bis in die 16. Verzweigungsgeneration sind die Bronchiolen nicht am Gasaustausch beteiligt, sie dienen lediglich dem Lufttransport (Abb. 2). Mit den *Bronchioli respiratorii* beginnt die Gasaustauschzone. Die Muskelfasern werden spärlicher und es gibt zunehmend alveoläre Ausbuchtungen.

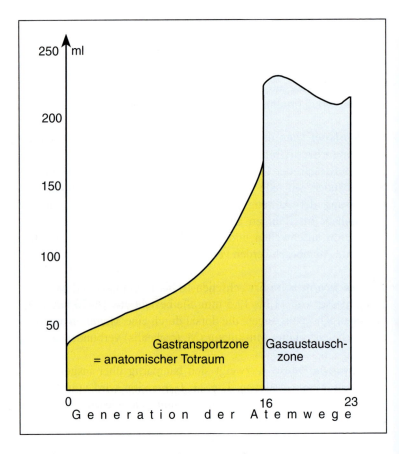

Abb. 2. Gastransportzone – Gasaustauschzone.

Die *mukoziliare Clearance* ist der wichtigste Reinigungsmechanismus für die peripheren Atemwege. Die Schleimhaut des Bronchialsystems enthält Flimmer- und Drüsenepithelzellen.

Die ziliendeckende *Schleimschicht* ist zweischichtig aufgebaut bestehend aus einer die Zilien umgebenden flüssigen *Solschicht* (*periziliäre Flüssigkeitsschicht*) und einer oberflächlichen zähen *Gelschicht*, in der Fremdpartikel und Mikroorganismen "kleben" bleiben (Adhäsivität) (Abb. 3). Die flüssige Solschicht ist notwendig für die freie Beweglichkeit der Zilien. Der Flimmerschlag ist mundwärts gerichtet und sorgt für den Abtransport von Fremdkörpern und Mikroorganismen (22).

Eine *visko-mechanische Entkoppelung* entsteht, wenn
- die periziliäre Flüssigkeitsschicht zu tief (z.B. Lungenödem, Überdosierung mit Mukolytica) oder wenn
- die periziliäre Flüssigkeitsschicht zu flach ist (Dehydratation, mangelnde Befeuchtung des Atemgases während maschineller Beatmung)
- die Schleimzusammensetzung pathologisch verändert ist (Dyskrinie = abnorm zäher Schleim aufgrund eines zu geringen Wassergehaltes – z.B. bei Mukoviszidose)

Durch unzureichende Feuchtigkeit innerhalb der Luftwege stellt das Flimmerepithel seine Transportfunktion nach kurzer Zeit ein. In gleicher Weise wirken toxische Gase (NO_2, SO_2) und Tabakrauch. Auch Anästhetika (z.B. Thiopental) und andere Pharmaka (z.B. Atropin oder ß-Blocker) führen zu einer Abnahme der *mukoziliaren Clearance*. Pseudomonas-Infekte wirken über eine zusätzlichen ziliostatischen Faktor hemmend auf die mukoziliare Clearance. Betaadrenerge Substanzen, sympathische Reize und Theophyllin stimulieren den mukoziliaren Transport. Unterstützt wird der mukoziliare Transport durch den *Hustenmechanismus (= tussive Clearance)*, bei dem es nach Drucksteigerung unter Glottisschluß und nachfolgender plötzlicher Glottisöffnung am Druckmaximum zu enormen lokalen Stromstärken in den großen Atemwegen kommt und dadurch das Herausschleudern von Schleimmassen ermöglicht wird.

Die **Alveolen** bestehen aus dem Alveolarepithel, der epithelialen Basalmembran und dem Kapillarendothel. Die Gesamtheit dieser Schichten wird als *"alveolo-kapilläre Membran"* bezeichnet, die im Mittel eine Dicke von 1µm aufweist und damit einen kurzen Diffusionsweg für den Gasaustausch zwischen Alveolarraum und Kapillarraum darstellt. Das Alveolarepithel beginnt in den Alveolargängen und besteht aus flachen Epithelzellen (Typ-I-Zellen) und den alveolaren Granulozyten oder Typ-II-Zellen, die den Surfactant produzieren und eine mehr rundliche Form haben. In die Alveolen eingedrungene Fremdpartikel werden durch Alveolarmakrophagen phagozytiert.

Der **Surfactant** ist ein Phospholipid, das die Oberflächenspannung an der Grenzfläche zwischen Lungengewebe und Luft herabsetzt und den Kollaps der Alveolen am Ende der Exspiration verhindert. Die gesamte innere Oberfläche der Alveolen beträgt ca. $80m^2$.

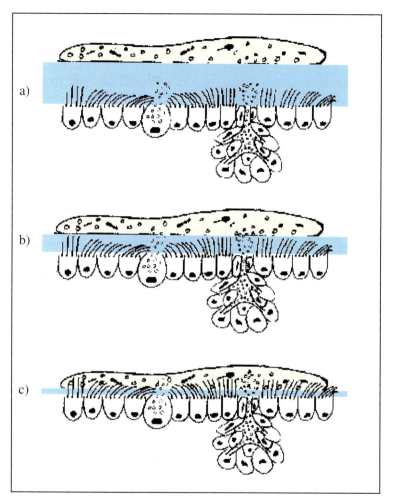

Abb. 3 a-c. Schematische Darstellung der Bronchialschleimhaut.
a) Visko-mechanische Entkopplung mit den Mucusplaques, weil die periziliäre Flüssigkeit zu tief ist.
b) Optimale periziliäre Flüssigkeitstiefe (optimale visko-mechanische Kopplung).
c) Visko-mechanische Entkopplung wegen zu geringer periziliärer Flüssigkeitstiefe. Die Zilien stecken im zu viskösen Mucus.

Physiologie des Respirationstraktes

Atmung heißt Gasaustausch zwischen Organismus und Umwelt. Die *äußere Atmung* umfaßt Ventilation und Gasaustausch, die biologische Oxydation ("Verbrennung") der Nahrungsstoffe mittels Sauerstoff (O_2) zu Kohlendioxyd (CO_2) und Wasser (H_2O) wird als *innere Atmung* bezeichnet.

Bei Körperruhe verbraucht der gesunde Erwachsene etwa 300 ml/min Sauerstoff und produziert gleichzeitig etwa 250 ml/min Kohlendioxid.

> O_2-Verbrauch: 3–5 ml/kgKg/min
> CO_2-Produktion: 3 ml/kgKG/min

Die Atemmechanik

Die *Ventilation* beschreibt den Vorgang der Inspiration und der Exspiration und damit den Transport der Atemgase zwischen Alveole und Atmosphäre.

Die physikalische Grundlage der Atemmechanik bildet das "Boyle-Mariotte´sche Gasgesetz":

> $P \times V = const.$

Zwerchfell

Das Zwerchfell ist eine Muskelplatte, die kuppelförmig in den Brustraum ragt und an Wirbelsäule, Rippen und Brustbein befestigt ist und in der Mitte eine bohnenförmige Sehnenplatte besitzt.

Die Kontraktion des Zwerchfells führt zu seiner Abflachung. Das Volumen des Brustraumes wird vergrößert, der Druck in den Alveolen (= intrapulmonaler Druck) sinkt unter den atmospärischen Druck. Es entsteht ein Druckgradient in Richtung Alveolen, der die *Inspiration* ermöglicht. Unter Ruhebedingungen macht diese Volumenänderung zwei Drittel eines Atemzuges aus. Der Rest wird durch die Mm. intercostales externi, die als Inspirationsmuskeln (Rippenheber) fungieren, besorgt. Bei der Einatmung müssen die *elastischen Retraktionskräfte* der Lunge überwunden werden, die bei Erschlaffung der Inspirationsmuskulatur wieder frei werden. Damit kann die *Exspiration* als *passiver* Vorgang ablaufen, der nur bei vertiefter und/oder beschleunigter Ausatmung durch Exspirationsmuskeln (Mm. intercostales interni, Mm. recti abdominis, und Mm. obliqui abdominis) unterstützt wird (Abb. 4 und Abb. 5).

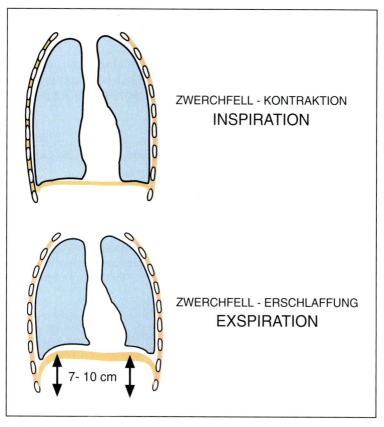

Abb. 4. Lungenventilation.

Nach ruhiger Exspiration ist die Retraktionskraft der gedehnten Lunge gleich groß wie die Expansionskraft der Thoraxwand, die in entgegengesetzter Richtung wirkt. Es besteht also ein Kräftegleichgewicht zwischen den in der Lunge bzw. in der Thoraxwand wirksamen Kräften (= *Atemruhelage*). Das Volumen, das sich zu diesem Zeitpunkt in der Lunge befindet, bezeichnet man als *funktionelle Residualkapazität.*

Die *treibende Kraft* für den Gasaustausch zwischen Alveolen und Umwelt, also für die *Ventilation*, sind die unterschiedlichen Drücke in den Alveolen bei In- und Exspiration. Bei der Inspiration muß der Druck in den Alveolen (intrapulmonaler Druck) niedriger sein als der atmosphärische Druck in der Umweltluft, bei der Exspiration muß eine umgekehrte Druckdifferenz bestehen. Setzt man den atmosphärischen Druck gleich Null, ergeben sich für den intrapulmonalen Druck während der Inspiration negative, während der Exspiration positive Werte (Abb. 5).

Rippenatmung (Brustatmung) und Zwerchfellatmung (Bauchatmung) sind in ihren Anteilen unterschiedlich stark auf die Gesamtventilation verteilt, je nach Konstitutionstyp und Alter.

Ein dritter Typ der Atembewegung bedient sich der sogenannten *Atemhilfsmuskulatur*. Diese treten bei gesteigerter Atmung oder erschwerter Inspiration in Aktion. Dies sind die Mm. sternocleidomastoidei, scaleni und pectorales. Ihre Wirkung wird verstärkt, wenn der Schultergürtel durch Aufstützen der Arme fixiert wird.

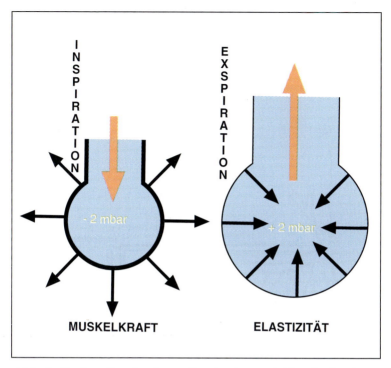

Abb. 5. Kraftquellen für In- u. Exspiration und Alveolardruckverhältnisse.

Übertragung der Volumenänderungen des Thoraxraumes auf die Lunge

Die von der Pleura umgebene Lunge liegt der Thoraxwand vollständig an. Einzige Verbindung bildet eine sehr dünne Flüssigkeitsschicht (kapillärer Spalt) zwischen den beiden Pleurablättern Durch diese Flüssigkeitsschicht können die beiden Pleurablätter nicht voneinander abgehoben werden. Sie können jedoch leicht gegeneinander verschoben werden, ähnlich wie zwei wasserbenetzte Glasplatten. Damit kann die Lunge den ungleichmäßigen Dimensionsveränderungen des Thoraxraumes bei der Ventilation leicht folgen (Abb. 6).

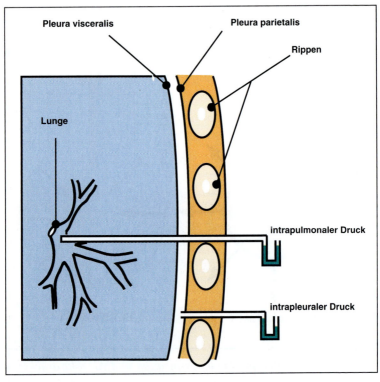

Abb. 6. Intrapleuraler Druck bei Spontanatmung.

Der Druck zwischen beiden Pleurablättern (intrapleuraler Druck) ist bei ruhiger Spontanatmung kleiner als der atmosphärische Druck (subatmosphärisch zw. – 4 und – 8 mbar). Bei Inspiration sinkt er, und zwar umso mehr, je größer der Atemzug ist (zwischen – 8 und – 40 mbar, d.h. je nach Stärke der Inspiration). Bei forcierter Exspiration kann der intrapleurale Druck positive Werte (bis + 40 mbar) annehmen.

Gelangt Luft in den Pleuraspalt, wird der Kontakt zwischen den Pleurablättern aufgehoben. Die Lunge folgt nicht mehr den Bewegungen des Thorax. Sie kollabiert aufgrund ihrer Eigenelastizität (→ Pneumothorax).

Unterschied zwischen Spontanatmung und Beatmung

Die Ventilation kann entweder durch Spontanatmung oder durch Beatmung erfolgen. In beiden Fällen resultiert die Belüftung der Alveolen aus periodischen Veränderungen der intrathorakalen Druckverhältnisse.

Das Druck-Zeit-Diagramm der Beatmungsformen

Unter *Spontanatmung* kommt die Inspiration durch primäre Expansion des Thorax zustande. Dadurch entsteht ein Unterdruck in den Lungenalveolen gegenüber der Atmosphäre und damit eine Luftströmung in Richtung Alveolen. Bei der Inspiration werden sowohl der intrapleurale, als auch der intrathorakale Druck negativer. Dies begünstigt den venösen Rückstrom zum Herzen.

Eine *Beatmung* wird in der Regel durch Anlegen eines Überdrucks an den Luftwegen erreicht. Dadurch entsteht ebenfalls ein Druckgefälle in Richtung Alveolen. Durch den Überdruck steigt am Ende der Inspiration der Pleuradruck an, der intrathorakale Druck ebenfalls (Abb. 7). Es kommt zur Verminderung des venösen Rückstromes zum Herzen. Die Atemmittellage kann dadurch verändert werden, daß ein positiv endexspiratorischer Druck angelegt wird. Dadurch wird die funktionelle Residualkapazität erhöht oder bei verminderter Compliance normalisiert. Eine weitere Möglichkeit, nämlich der dynamischen Anhebung der funktionellen Residualkapazität, ist durch Verkürzung der Exspirationsdauer möglich (siehe Kapitel Inversed-Ratio-Ventilation).

Die *Exspiration* ist sowohl bei der Spontanatmung als auch bei der maschinellen Beatmung ein weitgehend *passiver* Vorgang, hervorgerufen durch die elastischen Retraktionskräfte von Lunge und Thorax.

Bei der maschinellen Beatmung besteht also im Gegensatz zur Spontanatmung eine intrathorakale Druckerhöhung während des gesamten Atemzyklus.

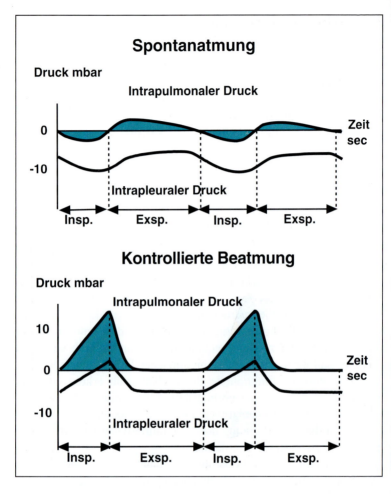

Abb. 7. Druck-Zeit-Diagramm bei Spontanatmung und Beatmung.

Atemmechanische Größen

Resistance – ein Maß für den Strömungswiderstand

Die **Resistance** *(R)* ist ein Maß für den Atemwegswiderstand (Strömungswiderstand). Sie wird definiert durch das Verhältnis von Druckdifferenz zwischen Anfang und Ende einer Rohrleitung (bei den Luftwegen der Lunge heißt das: zw. Atmosphäre und Alveolen) und dem pro Zeiteinheit durchströmenden Gasvolumen (= Flow) (Abb. 8).

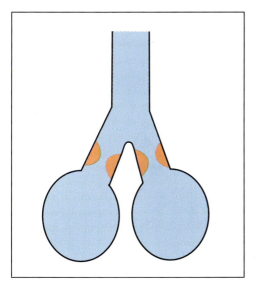

Abb. 8. Obstruktive Ventilationsstörung.

Die Resistance wird in *mbar/l/sec* angegeben.

$$R = \Delta p / \dot{V} \quad \text{mbar/l/sec}$$

Bei einem gesunden Erwachsenen beträgt der bronchiale Strömungswiderstand zwischen *2–4 mbar/l/sec*.
Bei intubierten lungengesunden Patienten beträgt die inspiratorische Resistance 4–6 mbar/l/sec.

Bei nicht obstruktiven Patienten machen Tubus und Schlauchsystemresistance mehr als die Hälfte des gesamten Widerstandes aus.

Im Kindesalter sind aufgrund der anatomischen sowie physiologischen Besonderheiten der Atmungsorgane die Strömungswiderstände wesentlich höher:

Normalwerte:

Neugeborene:	30–50 mbar/l/sec
Säuglinge:	20–30 mbar/l/sec
Kleinkinder:	20 mbar/l/sec
Erwachsene:	2–4 mbar/l/sec

Berechnung des effektiven Atemwegswiderstandes:

$$R_{eff} = \frac{\text{Spitzendruck} - \text{Plateaudruck (mbar)}}{\text{Flow (l/sec)}}$$

Beispiel:
Inspiratorischer Spitzendruck: 22 mbar,
Inspiratorischer Plateaudruck: 20 mbar,
Inspiratorischer Flow: 30 l/min = 0,5 l/sec
(22–20) : 0,5 = 4 mbar/l/sec R_{eff} = 4 mbar/l/sec

Nach dem *Hagen-Poiseuille'schen-Gesetz* ist der Strömungswiderstand R umgekehrt proportional der vierten Potenz des Radius r, d.h. der Widerstand steigt auf das 16-fache bei Abnahme des Atemwegsdurchmessers auf die Hälfte:

Hagen-Poiseuille'sche-Gesetz:

$$R = 1/r^4$$

Die Ursachen für einen erhöhten Atemwegswiderstand sind in Tabelle 1 angeführt.

Tab. 1. Ursachen für erhöhten Atemwegswiderstand.

- Übermäßige Sekretion – Sekretstau
- Schleimhautschwellung (Asthma, Bronchitis, Lungenödem)
- Bronchospasmus
- Emphysem (dynamische Atemwegskompression)
- Fremdkörper
- Tumorstenose

Atemsynchrone Resistanceänderungen

Der Tracheobronchialbaum ist kein starres Röhrensystem. Da ab der 11. bis 13. Generation die Bronchien ihr stützendes Knorpelgerüst verlieren, können sie durch angreifende Kräfte stärker gedehnt oder verengt werden als die knorpelhältigen Abschnitte des Bronchialsystems. Das Lumen der knorpelfreien Bronchiolen wird vor allem durch den elastischen Zug des umgebenden Lungengewebes offengehalten. Für das Offenhalten der kleinen Atemwege sind zwei Faktoren ausschlaggebend:

- der elastische Retraktionsdruck der Lunge
- der intrapleurale Druck (= Druck im Pleuraraum = der auf die gesamte Lunge einschließlich der Atemwege wirkende Druck).

Bei der Inspiration nimmt durch Dehnung der elastischen Lungenfasern der elastische Retraktionsdruck zu (vergleichbar einer gespannten Feder). Die Bronchiolen werden durch den stärkeren radialen Zug gedehnt, der bronchiale Strömungswiderstand sinkt. Bei der Exspiration nimmt der elastische Retraktionsdruck ab, die Bronchiolen werden enger, der Strömungswiderstand steigt an (Abb. 9).

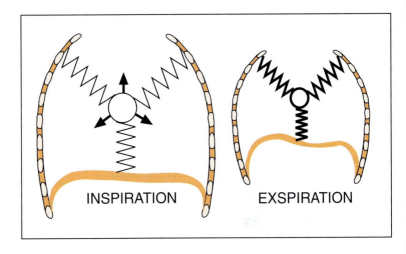

Abb. 9. Bronchiallumen in Abhängigkeit der Atemlage.

Diese atemsynchronen Schwankungen des Strömungswiderstandes sind die Ursache, daß die Exspirationsphase immer etwas länger dauert als die Inspiration. Daher ist bei obstruktiven Ventilationsstörungen die Exspiration immer stärker betroffen als die Inspiration. Dementsprechend wird die Exspiration verlängert und erschwert sein, exspiratorische Stenosegeräusche wie Giemen oder Pfeifen können über den Lungen auskultiert werden.

Auch bei forcierter Exspiration kann es durch Anstieg des intrapleuralen Druckes auf über + 40 mbar zur *dynamischen Kompression* der kleinen Atemwege kommen. Diese besteht in einer Verengung (bis zum Verschluß) der Bronchiolen und tritt auf, wenn der intrapleurale Druck deutlich größer wird als der endobronchiale (intraluminale) Druck (Abb. 10).

Der Alveolardruck (P*alv*) ist die Summe von intrapleuralem Druck (P*pleu*) und elastischem Retraktionsdruck der Lunge (P*elast*).

$$P_{alv} = P_{pleu} + P_{elast}$$

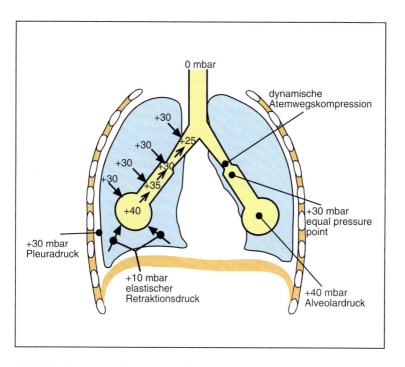

Abb. 10. Dynamische Atemwegskompression.

Compliance – ein Maß für die Lungendehnbarkeit

Die **Compliance (C)** ist ein Maß für die Dehnbarkeit der Lunge und beschreibt die elastischen Eigenschaften des Atmungsapparates. Sie ist definitionsgemäß das Verhältnis von *Volumenänderung* zu der damit verbundenen *Druckänderung* (Abb. 11, 12).

$$C = \frac{\Delta V \;\; ml}{\Delta p \;\; mbar}$$

Die Compliance wird in *ml/mbar* angegeben.

Wird in einem elastischen Körper, z.B. einem Ballon, der ein bestimmtes Volumen hat und unter gewissen Druck steht, ein Volumen zusätzlich hineingedrückt, so ändert sich das Volumen um einen Wert ΔV und der Druck erhöht sich um einen Wert Δp. Als Volumenänderung zählt die Lungenfüllung vom Beginn bis zum Ende eines Atemzuges. Die Steilheit der Geraden c ist ein Maß für die Compliance. Je steiler die Gerade c, desto höher die Compliance (Abb. 11,12).

Tritt in einer Lunge bei einer Volumenänderung von $\Delta V = 1000$ ml eine Druckänderung von $\Delta p = 10$ mbar auf, so ergibt sich die Compliance:

$$C = \frac{\Delta V = 1000 \text{ ml}}{\Delta p = 10 \text{ mbar}} = 100 \text{ ml/mbar}$$

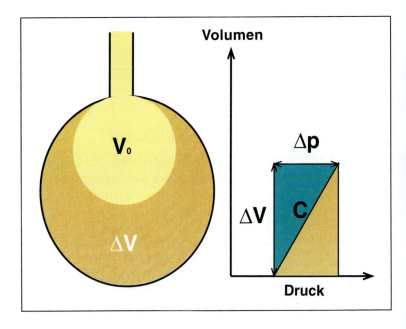

Abb. 11. Compliancemodell der Lunge.

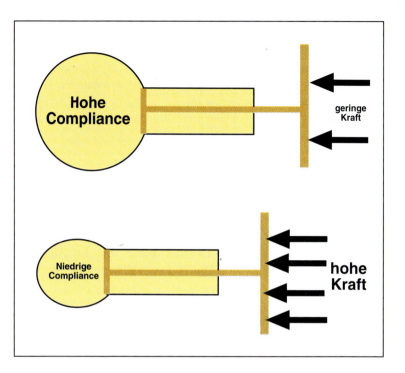

Abb. 12. Compliancemodell der Lunge unter Beatmung.

Je größer die Compliance ist, desto geringer steigt der Druck bei einem bestimmten Füllvolumen.

Das Druck-Volumen-Diagramm in Abb. 13 beschreibt die sogenannte *statische Compliance* von Lunge und Thorax. Man spricht daher auch von *Ruhedehnungskurve* oder *Relaxationskurve der Lunge*. Aus diesem Diagramm kann abgeleitet werden, bei welchem Druck an den oberen Atemwegen welches Volumen in der Lunge enthalten ist.

Sie hat einen *charakteristischen S-förmigen Verlauf*. Drei Abschnitte werden unterschieden (2):

- *Flacher unterer Kurvenabschnitt:*

Ein zu geringes endexspiratorisches Lungenvolumen (LV*endexsp.*) führt zu einem endexspiratorischen Verschluß der kleinen Atemwege *("airway closure")* und Kollaps der nachgeschalteten Alveolarbezirke. Bei jeder Inspiration muß zunächst der sog. *"Alveolar-Öffnungsdruck"* aufgebracht werden, um diese kollabierten Lungenbezirke wieder zu öffnen.

Alveolar-Öffnungsdruck = der Druck, der aufgebracht werden muß, um kollabierte Alveolen wieder zu eröffnen ("recruitment").

Der Alveolar-Öffnungsdruck ist stets höher als der *Alveolar-Verschlußdruck*, das ist der Druck, bei welchem die Alveolen kollabieren.

- *Mittlerer steiler (linearer) Kurvenabschnitt:*

In diesem Kurvenabschnitt ist die Atemarbeit am geringsten, die maximale Steigung ergibt die maximale statische Compliance.
Die Compliance hängt demnach vom Lungenvolumen ab, sie ist im Bereich der normalen funktionellen Residualkapazität ($\perp$ etwa 3 Liter) am größten (vgl. Kapitel Statische Lungenvolumina). Bei einer Senkung bzw. Erhöhung der funktionellen Residualkapazität auf 2 Liter bzw. 5 Liter ist die Compliance nur noch halb so groß, d.h. zur Applikation gleicher Atemgasvolumina benötigt man doppelt so große Druckdifferenzen.
In der klinischen Praxis sollen die Beatmungsparameter so eingestellt werden, daß sich endinspiratorisches und endexspiratorisches Volumen (LV*endinsp.* und LV*endexsp.*) im linearen Teil der Druck-Volumen-Kurve befinden.

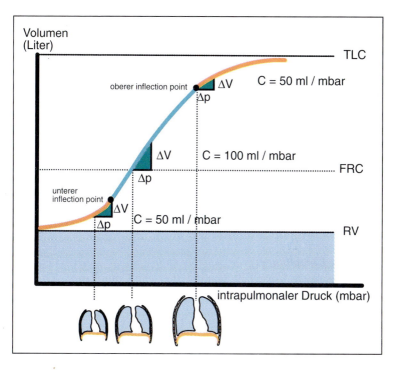

Abb. 13. Druck-Volumen-Diagramm.

- **Flacher oberer Kurvenabschnitt:**

Dieser Kurventeil weist auf die maximale Alveolardehnbarkeit hin. Eine weitere Druckzunahme führt zu keiner weiteren Volumenzunahme. Überdehnung der Alveolarsepten verbunden mit einem Elastizitätsverlust sind die Folge. Es besteht die Gefahr der strukturellen Schädigung der Alveolen ("Baro-/Volutrauma") und Abnahme der Perfusion durch Kapillarkompression.

Die beiden Knickpunkte der Kurve werden *"inflection points"* genannt. Der untere inflection point liegt im Bereich des "closing volume" (siehe Kapitel Statische Lungenvolumina).

> Die Atemarbeit ist im steilen Teil des Druck-Volumen-Diagramms wesentlich geringer als außerhalb der beiden "inflection points".

Als *spezifische Compliance* versteht man die Compliance bezogen auf die funktionelle Residualkapazität (FRC).

> Spezifische Compliance = Compliance/FRC

Die so ermittelte spezifische Compliance ist beim Säugling und Erwachsenen identisch.

Statische Compliance:
Für klinische Belange läßt sich die statische Compliance vereinfachend wie folgt berechnen:

Berechnung der statischen Compliance:

$$C\ stat. = \frac{\text{Exspiratorisches Atemhubvolumen (ml)}}{\text{Plateaudruck} - \text{PEEP (mbar)}}$$

Beispiel:
Atemhubvolumen: 800 ml, Plateaudruck: 18 mbar,
PEEP: 6 mbar

Cstat. = 800 : (18 – 6) = 66,6 ml/mbar

Die Cstat beträgt bei intubierten Patienten ohne Lungenerkran-kung zwischen 50–70 ml/mbar.

Voraussetzung ist, daß die Dauer des inspiratorischen Plateaus ausreicht, um statische Verhältnisse für die Druckmessung herzustellen, d.h. Flow = 0. Um die statische Compliance exakt zu berechnen, sollte die intrapulmonale Gasströmung durch Okklusion von etwa 3–5 Sekunden zum Stillstand gebracht werden (6).

Eine weitere Voraussetzung zur korrekten Messung der statischen Compliance ist eine völlig erschlaffte Atemmuskulatur, d.h. ein vollständiges Fehlen jeglicher Muskeleigenaktivität, was meist nur durch tiefe Sedierung bzw. Relaxierung erreicht werden kann.

Dynamische Compliance:

Da bei Beatmungsverfahren ohne Plateauphase statische Bedingungen, nämlich Flow = 0, nicht erfüllt werden, ist unter diesen Bedingungen lediglich die Berechnung der dynamischen Compliance C*dyn* möglich (27):

$$C\,dyn = \frac{\text{Exspiratorisches Atemhubvolumen (ml)}}{\text{Spitzendruck} - \text{PEEP (mbar)}}$$

Ihr *klinischer Nutzen*, auch als Verlaufsparameter, ist nur *sehr gering*, da neben elastischen Kräften auch resistive Komponenten erfaßt werden.

Effektive Compliance:

Werden die Druck- und Volumenmessungen aus gerätetechnischen Gründen nicht tubusnah durchgeführt, sondern patientenfern im Respirator, wird nicht die statische Compliance, sondern die sog. effektive Compliance bestimmt. Sie umfaßt zusätzlich die spezifisch *innere Compliance* des Beatmungssystems aus Gerät, Schläuchen und Befeuchtungssystem. Die errechneten Werte erlauben daher keinesfalls eine Aussage zur tatsächlichen Höhe der statischen Compliance von Lunge und Thorax, sondern können *bestenfalls* als *Verlaufsparameter* angesehen werden, sofern die externen Bedingungen, d.h. Gerät, Schlauch- und Befeuchtungssystem, nicht verändert werden (27).

Die innere Compliance liegt normalerweise zwischen 3–4 ml/mbar, d.h. pro mbar Druckanstieg gehen 3–4 ml an Atemhubvolumen verloren.

Beispiel:
Für einen maschinellen Atemhub von 800 ml bei einer inneren Compliance der Schläuche von 3 ml/mbar gilt:

P*max* = 20 mbar   effektives Atemhubvolumen VT*eff* = 740 ml

P*max* = 40 mbar   effektives Atemhubvolumen VT*eff* = 680 ml

Die Compliance ist indirekt proportional dem ***elastischen Retraktionsdruck*** der Lunge:

$$C = 1 / P_{elast}$$

Gleichzeitig mit der Lungenfüllung wird auch der Thorax gedehnt. Thorax und Lunge können als zwei parallelgeschaltete, elastische Systeme aufgefaßt werden. Die Gesamtcompliance setzt sich zusammen aus der Compliance der Lunge und der des Thorax. Beim gesunden Erwachsenen beträgt die Compliance der Lunge 200 ml/mbar, die des Thorax ebenfalls 200 ml/mbar.
Beide zusammen haben eine Compliance von 100 ml/mbar, da sich bei parallelgeschalteten Systemen die Reziprokwerte addieren (Kirchhoff´sches Gesetz):

$$\text{Gesamtcompliance} = \frac{1}{c_{Gesamt}} = \frac{1}{c_{Lunge}} + \frac{1}{c_{Thorax}}$$

Die Dehnbarkeit der Lunge ist bei Neugeborenen sehr gering und nimmt erst mit steigendem Alter langsam zu. Deshalb erfolgt bei Neugeborenen, Säuglingen und Kleinkindern die Spontanatmung gegen eine erhöhte Resistance bei gleichzeitig erniedrigter Compliance.

Normalwerte: (1ml/mbar/kgKG)

Neugeborene:	3–5 ml/mbar
Säuglinge:	10–20 ml/mbar
Kleinkinder:	20–40 ml/mbar
Erwachsene:	70–100 ml/mbar

Die Compliance der Lunge hängt ab von der Dehnbarkeit des pulmonalen Fasergerüstes (C↓ bei Lungenfibrose), vom intrapulmonalen Flüssigkeitsgehalt (C↓ bei Lungenstauung) und von der Surfactantaktivität.

Beim Emphysem ist, bedingt durch den Substanzverlust an Lungenparenchym (und damit auch an elastischen Fasern), die Retraktionskraft der Lunge vermindert und damit die Compliance erhöht.

Eine Einschränkung der Compliance wird auch als *restriktive Ventilationsstörung* bezeichnet.

Die Ursachen für eine Verminderung der Compliance sind in Tabelle 2 zusammengefaßt:

Tab. 2. Ursachen für die Verminderung der Compliance.

• Parenchymveränderungen:	ARDS
	(Broncho-)Pneumonie
	Lungenödem
	Fibrosen
• Surfactant – Funktionsstörung:	ARDS
	alveoläres Lungenödem
	Atelektasen
	Aspiration
• Volumenverminderung:	Pneumothorax
	Zwerchfellhochstand

Atemarbeit

Arbeit (W) ist physikalisch definiert als Kraft mal Weg.

$$\text{Arbeit} = \text{Kraft} \times \text{Weg}$$

Druck (P) ist physikalisch definiert als Kraft (F), die auf eine Fläche (A) einwirkt.

$$\text{Druck} = \text{Kraft} / \text{Fläche}$$

Der Druck wird in *mbar* angegeben.
In der Medizin werden mehrere Einheiten für Druck verwendet. Für die Umrechnung gilt:

$$1 \text{ cm } H_2O = 0{,}981 \text{ mbar} = 98{,}1 \text{ Pa}$$
$$1 \text{ mmHg} = 1 \text{ Torr} = 1{,}33 \text{ mbar} = 133{,}3 \text{ Pa}$$

Aus der Formel kann nun die Kraft errechnet werden:

$$\text{Kraft} = \text{Druck} \times \text{Fläche}$$

Atemphysiologisch kann die *Atemarbeit* als Produkt von Druck mal Volumen definiert werden.

$$\text{Atemarbeit} = \text{Druck} \times \text{Fläche} \times \text{Weg}$$

Fläche mal Weg ergibt eine Volumendimension, so daß gilt:

$$\text{Atemarbeit} = \text{Druck} \times \text{Volumen}$$

Die Atemarbeit wird in *Joule* angegeben.

Wird Atemarbeit über die Zeit (t) bestimmt, so erfüllt sie physikalisch die Definition der "Leistung".

Normalwert der Atemarbeit: 2,5–3 J/min

Eine Atemarbeit von etwa 10–15 J/min gilt als kritische Grenze, jenseits derer Patienten einer Atemhilfe bedürfen (5).

Unter normalen Bedingungen wird nur die inspiratorische Atemarbeit berechnet, da angenommen wird, daß die Exspiration passiv erfolgt. Diese Annahme ist jedoch unter pathologischen Bedingungen (z.B. exspiratorisch wirksame Obstruktion, bei forcierter Exspiration, oder auch bei CPAP/PEEP) nicht mehr gültig.

Im Druck-Volumen-Diagramm ist die *Fläche* ein Maß für die zu leistende Atemarbeit (Abb. 14).

Unter Spontanatmung gliedert sich die Atemarbeit in zwei Komponenten:

1.) ***"Elastische Arbeit"*** – zur Überwindung von elastischen Kräften, d.h. zur Überwindung der Compliance.

> Je "steifer" die Lunge, desto mehr elastische Arbeit muß aufgebracht werden.

2.) ***"Reibungsarbeit"*** – zur Überwindung der nicht elastischen Kräften, d.h. zur Überwindung der Strömungswiderständen in den Atemwegen.

> Je "enger" die Atemwege, desto mehr Reibungsarbeit muß aufgebracht werden.

Die Abb. 14a zeigt die ***dynamische Druck-Volumen-Beziehung*** bei ruhiger Inspiration (AXB) und ruhiger Exspiration (BYA).

Bei A (= exspiratorische Atemruhelage) sind keine druckerzeugenden Muskelkräfte wirksam. Die Steilheit der Geraden AB in der Druck-Volumen-Schleife entspricht der *dynamischen Compliance*. Die *grüne Fläche* ist die Arbeit, die gegen Strömungswiderstände geleistet werden muß (= Reibungsarbeit). Die *rotbraune Fläche* ist die Arbeit zur Überwindung der Compliance (= elastische Arbeit).

Die Ausatmung bei Ruheatmung erfolgt passiv, denn die Atemarbeit zur Überwindung des exspiratorischen Strömungswiderstandes (Fläche ABC) wird von den bei der Inspiration gedehnten elastischen Fasern übernommen.

Dementsprechend wird bei *obstruktiven Ventilationsstörungen* mehr Atemarbeit zur Überwindung der Strömungswiderstände benötigt: Zunahme der grünen Fläche (Abb. 14b).

Bei *restriktiven Ventilationsstörungen* ist dagegen mehr elastische Atemarbeit erforderlich: Zunahme der rotbraunen Fläche (ABC). Die zur Überwindung der Strömungswiderstände erforderliche Fläche ist unverändert (Abb. 14c).

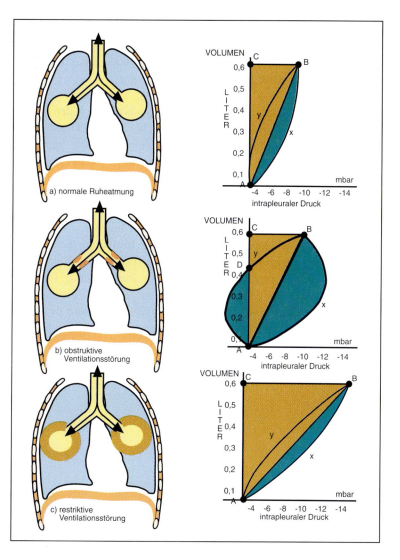

Abb. 14 a–c. Dynamische Druck-Volumen-Beziehung und Atemarbeit.
  a: normale Ruheatmung
  b: bei obstruktiver Ventilationsstörung
  c: bei restriktiver Ventilationsstörung

In der Intensivmedizin ist für eine Steigerung der Atemarbeit noch eine weitere Ursache von Bedeutung: Bei Spontanatmung intubierter Patienten wird durch den Strömungswiderstand im Tubus und im Schlauchsystem die Atemarbeit erhöht.

Unter normalen Bedingungen beträgt der O_2-*Verbrauch der Atemmuskulatur* etwa 5 ml/min, dies entspricht 2% des Gesamt-O_2-Verbrauches. Bei vertiefter und beschleunigter Atmung kann die Atemarbeit auf ein Vielfaches des Normalwertes ansteigen und kann bis zu 20% des Gesamt-O_2-Verbrauches betragen. So kann bei schwerer COPD der O_2-Verbrauch für die Atemarbeit so hoch werden, daß die O_2-Versorgung des übrigen Organismus in Gefahr gerät. Übersteigt der Energiebedarf das Energieangebot, so entsteht eine metabolische Mangelsituation, die zur Ermüdung der Atemmuskulatur (= *"respiratory muscle fatigue"*) führt. Die Atemmuskulatur ist dann nicht mehr in der Lage die Pumpleistung für eine ausreichende alveoläre Ventilation zu erbringen. Die Folge ist ein *pulmonales Pumpversagen*, das sich in der Blutgasanalyse als *pulmonale Globalinsuffizienz* mit Hyperkapnie zeigt.

Physiologie des Gasaustausches

Für einen normalen pulmonalen Gasaustausch sind 3 Faktoren von Bedeutung (Abb. 15):

1) *Ventilation*
Die Ventilation beschreibt den Vorgang der In- und Exspiration und damit den Transport der Atemgase zwischen Alveole und Atmosphäre.
Eine Beeinträchtigung des Gasaustausches erfolgt durch *obstruktive, restriktive* und *kombinierte Ventilationsstörungen*.
So führt beispielsweise eine Oberbauchlaparotomie zu einer akuten Restriktion aller Lungenvolumina mit Abnahme der funktionellen Residualkapazität (FRC) um bis zu 35%. Eine Hypoventilation infolge obstruktiver Ventilationsstörungen findet man bei COPD-Patienten (COPD = Chronical Obstructive Pulmonary Disease). Im besonderen sei der *Status asthmaticus* genannt. Die Hypoventilation kann aber auch zentrale (z.B. *Sedierung, Intoxikation*) oder neuromuskuläre Ursachen (z.B. *Myasthenia gravis, Nachwirkung von Muskelrelaxantien*) haben.

2) *Diffusion*
Den Übertritt von O_2 aus den Alveolen in das Blut bzw. CO_2 aus dem Blut in die Alveolen bezeichnet man als Diffusion.
Gerade bei Intensivpatienten ist die Ursache einer Gasaustauschstörung nicht selten durch eine *Diffusionsstörung* bedingt. Diffusionsstörung heißt, daß der Gasaustausch durch die "*alveolo-kapilläre Membran*" gestört ist (Abb. 16).
Ein solcher *Diffusionsblock* kann durch vermehrte interstitielle und alveoläre Flüssigkeitsansammlung im Rahmen eines *kardiogenen* oder *nicht kardiogenen Lungenödems (ARDS)*, durch *pneumonische Infiltrationen* oder durch *Fibrose* bedingt sein. Weiters führt jede Verkleinerung der Gasaustauschfläche, verursacht beispiels-weise durch *Atelektasen* oder *Pneumothorax*, zu einer Verminderung der Diffusionskapazität.

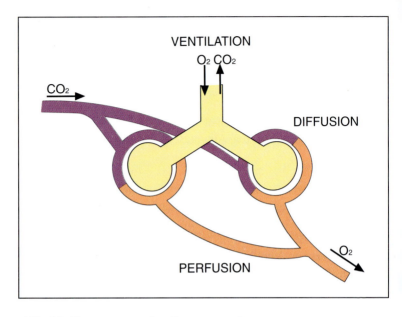

Abb. 15. Komponenten des Gasaustausches.

3) Perfusion

Als weitere Ursache einer schweren Gasaustauschstörung ist die *Perfusionsstörung* anzuführen.

Eine klassische *Ursache* einer Perfusionsstörung ist die *Lungenembolie unterschiedlicher Genese*. Eine Perfusionsstörung kann vor allem bei Intensivpatienten auch als pulmonale Mikrozirkulationsstörung auftreten. Insbesondere in den Alveolarkapillaren können sich kleine Thrombozyten- und Granulozytenaggregationen sowie Fibringerinsel ablagern, die die Perfusion vermindern. Solche Mikrozirkulationsstörungen finden sich häufig bei septischen Zustandsbildern, bei Peritonitis und akuter Pankreatitis und führen zum klinischen Bild des *akuten Lungenversagens (ARDS)*.

Extrapulmonal bedingte Perfusionsstörungen sind durch ein vermindertes Herzzeitvolumen bei *kardialer Insuffizienz* oder aufgrund einer *Schocksituation* anderer Genese bedingt.

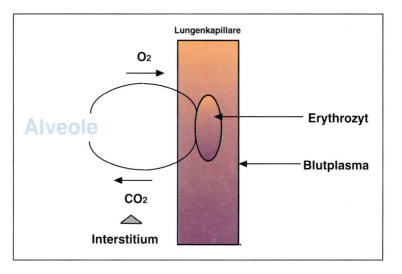

Abb. 16. Alveolo-kapilläre Membran.

Nachweis von Gasaustauschstörungen

Mittels der Blutgasanalyse (Astrup) unterscheidet man zwischen:
- *pulmonaler Partialinsuffizienz*:
  $PaO_2\downarrow$, $PaCO_2 \perp$ oder $\downarrow$ (respiratorische Alkalose)
- *pulmonaler Globalinsuffizienz*:
  $PaO_2 \downarrow$, $PaCO_2 \uparrow$ (respiratorische Azidose)

AaDO₂ = Alveolo–arterielle Sauerstoffdifferenz

Die *AaDO₂* ist die Differenz der O_2-Partialdrücke zwischen den Alveolen und dem arteriellen Blut:

$$AaDO_2 = PAO_2 - PaO_2$$

PAO_2 kann aus folgender *Formel* errechnet werden:

$$PAO_2 = PIO_2 - PaCO_2/RQ$$

$$PIO_2 = (Patm - PH_2O) \times FIO_2$$

Dabei ist:

PaO_2 = Sauerstoffpartialdruck im arteriellen Blut
$PaCO_2$ = Kohlendioxidpartialdruck ($\approx$ 40 mmHg)
PAO_2 = Sauerstoffpartialdruck in der Alveole
PIO_2 = Sauerstoffpartialdruck in der befeuchteten Inspirationsluft
FIO_2 = Sauerstoffkonzentration der Inspirationsluft
PH_2O = Wasserdampfdruck bei Körpertemperatur
($\approx$ 47 mmHg)
$Patm$ = Atmosphärendruck ($\approx$ 760 mbar)
RQ = Respiratorischer Quotient ($\approx$ 0,8)

Beispiel:
PaO_2 = 90 mmHg, $PaCO_2$ = 40 mmHg
PAO_2 = (760 – 47) $\times$ 0,21 – 40/0,8 $\approx$ 100 mmHg
$AaDO_2$ = 10 mmHg

Normalwert:
bei FIO_2 = 0,21   10–20 mm Hg
bei FIO_2 = 1,0   25–65 mm Hg
Es sind jedoch Werte bis maximal 200 mm Hg ohne Behandlung tolerabel!

Die $AaDO_2$ steigt um etwa 5–7 mmHg, wenn die FIO_2 um 10% erhöht wird. Der Einfluß der FIO_2 auf die $AaDO_2$ erklärt sich durch den Wegfall der hypoxischen pulmonalen Vasokonstriktion, die eine Blutumverteilung aus minderbelüftete in gut ventilierte Lungenbezirke bewirkt. Die Folge ist eine Erhöhung des intrapulmonalen Rechts-Links-Shunts.

Es besteht eine direkte Proportionalität zwischen der $AaDO_2$ und dem intrapulmonalem Rechts-Links-Shunt.

Beispiel:

Bei einem Patient, der mit $FIO_2 = 1$ beatmet wird, ist ein PaO_2 von nur 320 mmHg und ein $PaCO_2$ von 40 mmHg gemessen worden. Die $AaDO_2$ beträgt in diesem Fall:

$$AaDO_2 = PAO_2 - PaO_2 = 663 - 320 = 343 \text{ mmHg}$$

Faustregel: FIO_2 x 5 = zu erwartender PaO_2 bei Lungengesunden

---

Bei Lungengesunden läßt sich die $AaDO_2$ (unter Luftatmung) relativ schnell nach folgender Formel berechnen:

$$AaDO_2 = 145 - (PaO_2 + PaCO_2)$$

Ursachen der erhöhten $AaDO_2$:

- Alveolo-kapilläre Diffusionsstörung
- Anstieg des intrapulmonalen Rechts-Links-Shunts (z.B. Atelektasen, pneumonische Infiltration)
- Vorhandensein eines intrakardialen Shunts
- hohe FIO_2 (führt zu Resorptionsatelektasen)

Ventilations-Perfusionsverhältnis

Der Austausch der Atemgase Sauerstoff und Kohlendioxid zwischen dem Alveolarraum und dem Lungenkapillarblut ist, wie bereits erwähnt, abhängig von den absoluten Größen der Ventilation, Perfusion und Diffusion, von ihrer regionalen Verteilung und ihrem Verhältnis zueinander.

Abb. 17 verdeutlicht, daß sowohl die Lungenventilation als auch die Lungendurchblutung von der Schwerkraft der Erde abhängig sind. Ventilation und Perfusion sind demnach in den Lungenspitzen geringer als an der Lungenbasis.

Der intrapleurale Druck (im Mittel – 4 bis – 6 mbar) nimmt gravitationsbedingt um 0,25 mbar pro Zentimeter von apikal nach basal zu.

Da die alveoläre Ventilation 4–5 Liter pro Minute beträgt und das Herzminutenvolumen ebenfalls ungefähr um 5 Liter pro Minute, ist das *Verhältnis von Ventilation zu Perfusion* etwa 0,8.

$$\dot{V}_{alv} / \dot{Q} \approx 0,8$$

wobei $\dot{V}_{alv}$ die alveoläre Ventilation und $\dot{Q}$ die Lungenperfusion ist.

Der Extremfall einer Verteilungsstörung liegt dann vor, wenn ein Lungenkompartment belüftet, aber nicht durchblutet ist:

$$\dot{V}_{alv} / \dot{Q} = \infty$$

Beispiel: Lungenembolie.

Beim intrapulmonalen Rechts-Links-Shunt sind Alveolarbezirke zwar durchblutet, aber nicht belüftet:

$$\dot{V}_{alv} / \dot{Q} = 0$$

Beispiel: Atelektasen.

Diese Zahl gilt nur für die Gesamtheit der Lunge, regional gibt es schon in der gesunden Lunge in Abhängigkeit von der Körperposition erhebliche Unterschiede.

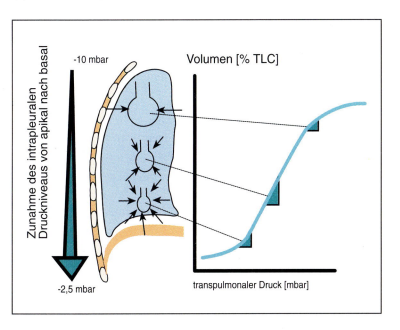

Abb. 17. Zunahme des Pleuradruckes von apikal nach basal

Verteilung der Lungenperfusion

Der niedrige Blutdruck im Lungenkreislauf (Niederdrucksystem) und der Alveolardruck bestimmen die Weite der Lungenkapillaren. Die Kapillarperfusion ist gravitationsbedingt in den apikalen Lungenabschnitten geringer als in den basalen.

Dieses schwerkraftbedingte Verteilungsmuster wird durch das *"3-Zonenmodell nach West"* veranschaulicht (Abb. 18):

Zone I: Bei aufrechtem Thorax ist im Bereich der Lungenspitze der kapillare Blutdruck niedriger als der alveoläre Druck. Die Folge ist eine Kompression der Kapillaren, so daß diese während der Diastole nicht perfundiert werden. Während der Systole übersteigt der Kapillardruck den Alveolardruck. Die Kapillardurchblutung erfolgt demnach *synchron* mit dem *Herzschlag*.

$$PA > Ppa > Ppv$$

wobei PA der Alveolardruck, Ppa der pulmonal-arterielle Druck und Ppv der pulmonal-venöse Druck ist.

Zone II: In diesem Lungenbereich ist der Alveolardruck niedriger als der pulmonal-arterielle Druck, aber höher als der pulmonalvenöse Druck. Eine Kompression der Kapillaren tritt an der Stelle auf, wo der Alveolardruck den Kapillardruck überschreitet.

$$Ppa > PA > Ppv$$

Zone III: An der Lungenbasis sind der pulmonal-arterielle als auch der pulmonal-venöse Druck höher als der Alveolardruck.

$$Ppa > Ppv > PA$$

Auch in Rücken- und Seitenlage sind die basalen Lungenabschnitte mehr durchblutet als die oben liegenden, jedoch sind die Unterschiede wegen der geringeren Höhenunterschiede weniger ausgeprägt (Abb. 19).

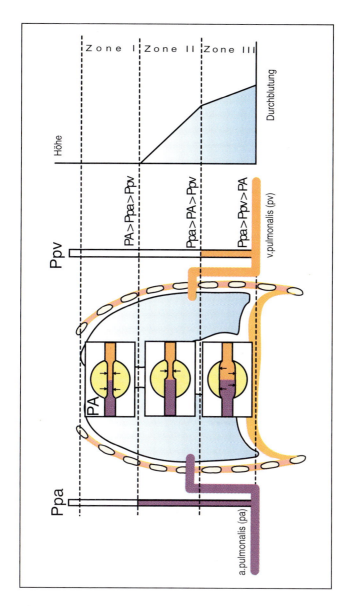

Abb. 18. 3-Zonenmodell nach West.

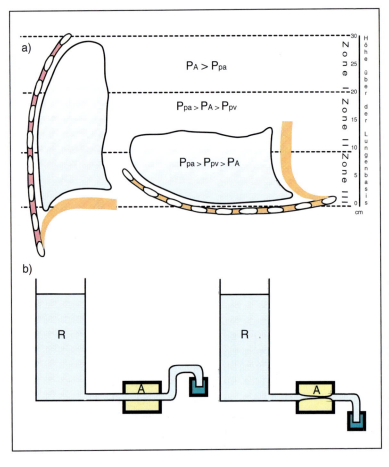

Abb. 19. 3-Zonenmodell nach West in Seitenlage.

a) Höhe der Lungenbasis in Zentimetern.
Zone I: Pulmonal–arterieller Druck < Alveolardruck
(Ppa < PA)
Zone II: Pulmonal–arterieller Druck > Alveolardruck
(Ppa > PA > Ppv)
Zone III: Beide vaskuläre Drücke > Alveolardruck
(Ppa > Ppv > PA)

*b) Modell der Lungenzirkulation: Ein flüssigkeitsgefüllter, dünn-
wandiger, kollabierbarer Schlauch durchquert eine Kammer A
(Alveolarraum), dessen Druck frei variiert werden kann, um dann
in ein Becherglas zu münden, dessen Höhe und Druck ebenfalls
variabel sind. Das System wird von einem Reservoir R mit konstantem Druck durchströmt.*

*Links: Ausflußdruck im Becherglas > Druck in der Kammer A (=
Zone III)*
*Fluß durch das System wird durch Druckdifferenz zwischen Ein-
stromdruck des Reservoirs R und dem Ausflußdruck im Becherglas
bestimmt.*

Rechts: Kammerdruck A > Ausflußdruck im Becherglas (= Zone II)
*Kompression des Schlauches an seinem stromabwärts gelegenen
Ende, da der Fluß durch das System durch die Druckdifferenz
Druck im Reservoir R minus Druck in der Kammer A bestimmt
wird.*

Bei **maschineller Beatmung** nimmt die Größe der Zone I als Folge
des erhöhten intrathorakalen Druckes zu, die Zone II wandert nach
unten und die am besten durchblutete Zone III wird kleiner. Dies
tritt jedoch bei einer Erhöhung des intrapulmonalen Druckes bis auf
+10 mbar nicht ein, da mit dem Anstieg des alveolären Druckes der
pulmonal-arterielle Druck nahezu parallel zunimmt.
Die Kenntnis dieses Zusammenhanges erscheint besonders wichtig
beim Einsatz von PEEP: Bei höheren PEEP-Werten (>10mbar)
steigt auch bei suffizientem rechten Ventrikel der pulmonal-
arterielle Druck nicht adäquat mit an, und die Zonen I–III verän-
dern sich in der oben beschriebenen Weise.
Folge: Die Lungenperfusion nimmt ab und damit auch das Aus-
wurfvolumen des linken Ventrikels als Folge der verminderten
Vorlast.

Hypoxische pulmonale Vasokonstriktion (HPV):

EULER - LILJESTRAND - MECHANISMUS
(hypoxische Vasokonstriktion)

Eine alveoläre Hypoventilation bewirkt eine reflektorische Engstellung des zugehörigen Gefäßsystems:
Folge: Blut aus schlecht belüfteten Lungengebieten wird in gut belüftete umgeleitet. Ist jedoch kein gut belüfteter Lungenbezirk vorhanden (*globale Hypoventilation*), so muß zwangsläufig der Druck im Lungenkreislauf ansteigen. Die Folge ist eine pulmonale Hypertonie, bei langer Dauer entwickelt sich ein Cor pulmonale.

Dieser physiologisch sinnvolle Reflex kann durch eine Reihe von Faktoren beeinträchtigt werden. Folge ist eine Zunahme des intrapulmonalen Rechts-Links-Shunts mit Verschlechterung der Oxygenierung.

Faktoren, die der HPV entgegen wirken:

- Vasodilatatoren
    Prostaglandine
    Nitroglycerin
    Nitroprussid-Natrium
    Isoproterenol
    Aminophyllin
    Volatile Anästhetika
- Hypokapnie – Alkalose (Azidose bewirkt eine pulmonale Vasokonstriktion)
- Pneumokokkeninfektionen

Totraumventilation

Unter *Totraum* ("dead space") versteht man den Teil des respiratorischen Systems, der nicht am Gasaustausch teilnimmt. Dieser *"anatomische Totraum"* umfaßt den Nasen-Rachen-Raum, Trachea, Bronchien und Bronchiolen. Das ihn ausfüllende Luftvolumen ist das *Totraumvolumen* (VD) und beträgt beim Erwachsenen etwa 150–200 ml (entspricht 2 ml/kgKG).

> Anatomischer Totraum: 2 ml/kgKG

Außerdem wird aber ein Teil des in die Alveolen gelangenden Atemgases aufgrund einer Minderperfusion der betreffenden Alveolen nicht ausgenutzt. In diesem Fall spricht man von *"alveolärem Totraum"*. Der alveoläre Totraum ist bei gesunden Personen unter Spontanatmung minimal.

Als *"funktioneller Totraum"* wird die Summe von anatomischem und alveolärem Totraum bezeichnet.

$$T_{funkt} = T_{anat} + T_{alv}$$

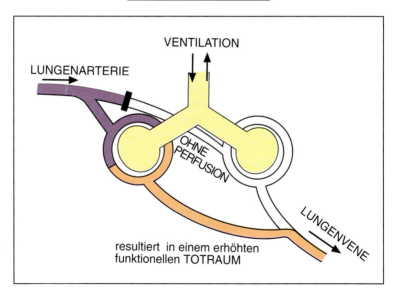

Abb. 20. Totraumventilation.

Ventilation ohne Perfusion = erhöhter funktioneller Totraum

Das Verhältnis von Totraumvolumen zu Atemhubvolumen ("tidal volume") ist der *Totraumquotient* (VD/VT). Normalerweise nimmt die Totraumventilation etwa 30% des Atemhubvolumens in Anspruch und die alveoläre Ventilation etwa 70%, d.h. der Totraumquotient beträgt 0,3.

$$VD / VT = 0,3$$

Ab einem Totraumquotienten (VD/VT) von etwa 0,7–0,8 ist eine Spontanatmung nicht mehr möglich, da durch die vermehrte Atemarbeit mehr CO_2 produziert wird als abgeatmet werden kann.

Ein meßbarer Anstieg des Totraumquotienten bedeutet, daß in einem bestimmten Lungenbezirk die Perfusion nahezu sistiert und der Bezirk dennoch ventiliert wird.

Die Totraumventilation ($\dot{V}D$), ausgedrückt als Minutenventilation, ist das Produkt aus Totraumvolumen und Atemfrequenz. Die Totraumventilation wächst also linear mit der Atemfrequenz.

$$\dot{V}D = VD \times f$$

Die *Kompensationsmöglichkeit* einer erhöhten Totraumventilation besteht in einer Vergrößerung des Atemhubvolumens.

Die *"alveoläre Ventilation"* ($\dot{V}A$) ist folglich der Anteil der Ventilation, der tatsächlich pro Minute in die Alveolen gelangt und am Gasaustausch teilnimmt. Er berechnet sich:

$$\dot{V}A = (VT - VD) \times f$$

Der *funktionelle Totraum* kann mit Hilfe folgender Formel berechnet werden:

$$T\textit{funkt} = VT \times (1 - PMTCO_2 / PaCO_2)$$

wobei statt dem gemischtexspiratorischen Kohlendioxydgehalt ($PMTCO_2$) der endexspiratorische Kohlendioxydpartialdruck ($PECO_2$) näherungsweise in die Formel eingesetzt werden kann:

$$T\textit{funkt} = VT \times (1 - PECO_2 / PaCO_2)$$

Beispiel:
Atmet ein 75 kg schwerer Patient 12 x/Minute 500 ml Atemzugvolumen, so ergibt sich ein Atemminutenvolumen von 6 Liter, wovon 12 x 150 ml (2 ml/kg), also 1800 ml auf die Totraumventilation entfallen. Der Totraumquotient beträgt 0,3.
Erbringt derselbe Patient postoperativ nun 20 Atemzüge à 300 ml Atemzugvolumen, bleibt zwar das Atemminutenvolumen von 6 Litern gleich, die Totraumventilation erhöht sich jedoch auf 3 Liter (20 x 150 ml). Der Totraumquotient ist auf 0,5 angestiegen.

Je schneller und oberflächlicher die Atmung abläuft, desto mehr nimmt die Totraumventilation auf Kosten der alveolären Ventilation zu. Gelingt es nicht, diesen Mechanismus durch Vergrößerung des Atemzugvolumens zu reduzieren, kommt es durch Steigerung der Atemfrequenz zu einer Zunahme der Atemarbeit.

Unmittelbar postoperativ nach Laparotomien und Thorakotomien finden sich Totraumquotienten um 0,5, welche in den ersten 24 postoperativen Stunden noch auf 0,55 ansteigen können.

Intrapulmonaler Rechts-Links-Shunt

Alveolarbezirke mit ungenügender Durchblutung und überwiegender Belüftung führen zur Vergrößerung des funktionellen Totraumes. Aber auch die entgegengesetzte Abweichung vom normalen Ventilations-/Perfusionsverhältnis führt zu einer schweren Gasaustauschstörung.

Wird nämlich eine Alveole normal durchblutet, aber nicht belüftet, so wird das an der nicht belüfteten Alveole vorbeiströmende Blut nicht oxygeniert. Damit fließt Blut durch die Lunge, welches am Gasaustausch nicht teilnimmt, d.h. dieses Blut fließt vom rechten zum linken Herzen wie durch einen Kurzschluß (= intrapulmonaler Rechts-Links-Shunt) (Abb. 21).

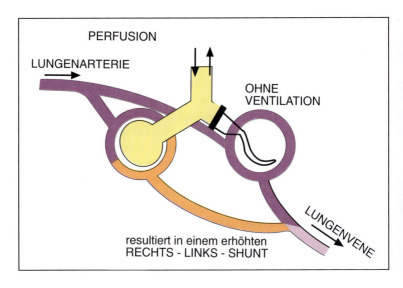

Abb. 21. Intrapulmonaler Rechts-Links-Shunt.

Perfusion ohne Ventilation = erhöhter Rechts-Links-Shunt

Der *intrapulmonale Rechts-Links-Shunt* wird als *Verhältnis* von *geshuntetem Herzzeitvolumen ($\dot{Q}s$)* zu *totalem Herzzeitvolumen ($\dot{Q}t$)* definiert.

Normalwert: 3–5 %

$$\dot{Q}s / \dot{Q}t = \frac{AaDO_2 \times 0{,}0031}{AaDO_2 \times 0{,}0031 + (CaO_2 - CvO_2)}$$

wobei $AaDO_2$ die alveoloarterielle Sauerstoffdifferenz, CaO_2 der arterielle und CvO_2 der gemischtvenöse Sauerstoffgehalt ("O_2-content") sind. Diese Formel ist nur gültig, wenn das Hämoglobin voll mit Sauerstoff gesättigt ist und läßt sich wie folgt vereinfachen:

$$\dot{Q}s / \dot{Q}t = AaDO_2 / 20$$

unter der Voraussetzung, daß die inspiratorische Sauerstoffkonzentration (FIO_2) gleich 1,0 und der $PaO_2 > 150$ mmHg ist.

Jede einzelne kollabierte (atelektatische) Alveole verursacht durch relative Überperfusion einen Rechts-Links-Shunt. Eine solche kollabierte Alveole ist weder mikroskopisch sichtbar noch auf dem Röntgenbild zu erkennen. Man spricht deshalb von *Mikroatelektasen*. Sind solche Mikroatelektasen zu vielen Tausenden über die Lunge verteilt, so kann ein bedrohlicher Rechts-Links-Shunt bestehen, ohne daß röntgenologisch etwas Pathologisches erkennbar wäre (Abb. 22).

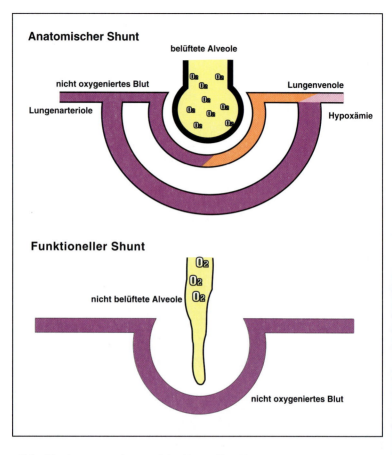

Abb. 22. Anatomischer und funktioneller Shunt.

Das arterielle Blut enthält bei vergrößertem intrapulmonalem Rechts-Links-Shunt nicht mehr genug Sauerstoff, d.h. es entsteht eine *zentrale Zyanose*.

Die *Kompensationsmöglichkeit* eines erhöhten intrapulmonalen Rechts-Links-Shunts besteht darin, dem Patienten eine erhöhte inspiratorische Sauerstoffkonzentration anzubieten (= symptomatische Therapie). Eine Analyse des sog. "*Iso-Shuntdiagramms*", in dem die Abhängigkeit des arteriellen Sauerstoffpartialdrucks (PaO_2) von der inspiratorischen Sauerstoffkonzentration (FIO_2) aufgetragen ist, ergibt, daß ab einer Shuntfraktion von 30% des Herzzeitvolumens eine Erhöhung der inspiratorischen Sauerstoffkonzentration kaum noch einen Effekt auf den arteriellen Sauerstoffpartialdruck hat (Abb. 23) (25,46).

Ab einer Shuntfraktion von 30% des HZV hat eine Erhöhung der inspiratorischen Sauerstoffkonzentration (FIO_2) keinen Effekt mehr auf den PaO_2.

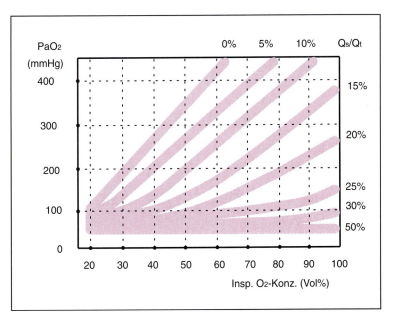

Abb. 23. Iso-Shuntdiagramm.

Da die Größe des intrapulmonalen Rechts-Links-Shunts vom Anteil der atelektatischen Lungenareale abhängt, ist ein vorrangiges Ziel der modernen Beatmungstherapie die Rekrutierung solcher nicht oder schlecht ventilierter Lungenareale durch Anwendung eines positiv endexspiratorischen Drucks (PEEP) (= kausale Therapie).

Unter Spontanatmung treten periodische, unwillkürliche tiefe Atemzüge ("deep sighs") auf, die endexspiratorisch kollabierte Alveolen wieder öffnen. Der "tiefe Seufzer" findet normalerweise 8–10 mal/Stunde statt. Auch diese "Seufzeratmung" entfällt postoperativ infolge des monotonen, flachen (kleine Atemamplitude) Atemmusters (vgl. Kapitel Seufzer-Beatmung).

Tab. 3. Ursachen des Rechts-Links-Shunts (Hypoxämie durch venöse Beimischung).

- *Funktioneller Shunt* (Normalwert ~ 2% des HZV)

  Atelektasen
  Pneumothorax
  Hämatothorax
  Pleuraerguß
  Lungenödem
  Pneumonie
  akutes Lungenversagen (ARDS)

- *Anatomischer Shunt* (Normalwert ~ 2% des HZV)

  Bronchialvenen
  Pleuralvenen
  Vv. Thebesii
  arteriovenöse Kurzschlüsse (incl. intrakardialer Shunt)

Kompartmentmodell der Lunge

Dieses vereinfachte Modell der Lungenmechanik besteht aus zwei unterschiedlichen Komponenten: Resistance R und Compliance C. Die Resistance repräsentiert die Strömungswiderstände des jeweiligen Lungenabschnittes, während die Compliance die regionale Dehnbarkeit beschreibt. Ein Lungenkompartment besteht aus einer Kombination von Resistance und Compliance und weist eine Zeitkonstante auf, die sich aus dem Produkt der beiden Größen ergibt:

$$\tau = R \times C$$

Die *Zeitkonstante* τ (tau) sagt aus, wie rasch ein Kompartment auf eine Druckänderung zu reagieren vermag. Sie ist also ein *Maß für die Füll-* bzw. *Entleerungsgeschwindigkeit* eines Lungenkompartments.

Die Zeitkonstante τ (tau) wird in *Sekunden* angegeben.

Abb. 24a zeigt, daß die Entleerung der Lunge einer e-Funktion (Exponentialfunktion) folgt: Betrachtet man den Entleerungsvorgang in Zeitschritten der Zeitkonstanten τ, so erkennt man, daß nach einer Zeitkonstante das Volumen in der Lunge von 100% auf 37% abgefallen ist, nach 3 Zeitkonstanten auf 5%, d.h. 95% des Volumens sind abgeatmet, nach 7 Zeitkonstanten auf 0,1%, d.h. 99,9% vom ursprünglich eingeatmeten Volumen sind wieder ausgeatmet (46).

Beispiel:
Bei einem Atemhubvolumen von 1000 ml sind nach einer Zeitkonstante τ 630 ml (= 63%) ausgeatmet.

- Die **Zeitkonstante** τ gibt jene Zeit an, die benötigt wird, um 63% des Atemhubvolumens auszuatmen.
- Eine annähernd komplette Entleerung der Lunge benötigt Exspirationzeiten von mindestens drei Zeitkonstanten (3 x τ).

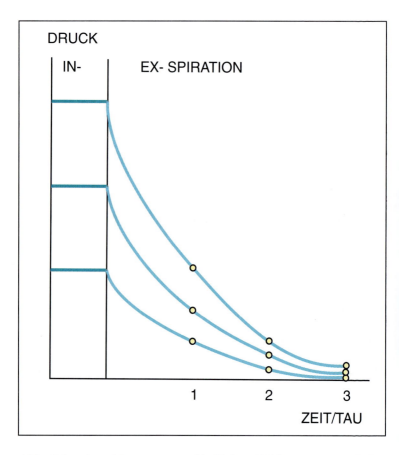

Abb. 24a. Auswirkung unterschiedlicher Zeitkonstanten auf den Verlauf des exspiratorischen Volumens.

Da die Resistance R für eine normale Lunge etwa 2 mbar/l/sec und die Compliance etwa 0,1 l/mbar beträgt, so erhält man als Zeitkonstante τ für eine normale Lunge 0,2 Sekunden.
Eine Erhöhung des Atemwegswiderstandes R, z.B. durch eine Obstruktion, führt zu einer Erhöhung der Zeitkonstante τ. Die Folge ist eine Verlängerung der Lungenfüllzeit bei konstantem Druck und eine Verlängerung der Lungenentleerungszeit.

Beispiele für unterschiedliche Zeitkonstannten:

Erwachsener (Normalwert):	2 x 0,1 = 0,2 sec
Erwachsener intubiert postoperativ:	5 x 0,06 = 0,3 sec
Erwachsener COPD:	15 x 0,06 = 0,9 sec
Erwachsener ARDS:	8 x 0,03 = 0,24 sec
Kind ARDS:	5 x 0,01 = 0,05 sec

Wie aus den angeführten Beispielen hervorgeht, sind die Gesamtzeitkonstanten eines postoperativen und eines ARDS Patienten in der Größenordnung der normalen Physiologie. Beim COPD Patienten ist die Zeitkonstante extrem verlängert, sodaß diese Patienten für eine annähernd komplette Entleerung der Lunge 5 Zeitkonstanten (in unserem Beispiel 4,5 sec) benötigen.
Die Lunge im kindlichen ARDS folgt dagegen aufgrund ihrer kurzen Zeitkonstanten Druck- und Volumenänderungen sehr rasch, sodaß eine solche Lunge auch hohen Beatmungsfrequenzen >60/min noch gut folgen kann.

Die Gesamtzeitkonstante beschreibt allerdings nur das globale Verhalten der Lunge, die Zustände in den einzelnen Lungenabschnitten (Kompartments) werden entsprechend der regionalen Zeitkonstanten stark unterschiedlich sein.
Die Lunge besteht demnach aus einer Vielzahl von Kompartments mit unterschiedlichen Zeitkonstanten. Lungenareale mit gleichen atemmechanischen Eigenschaften lassen sich zu Gruppen zusammenfassen, wobei 4 Kombinationsmöglichkeiten gegeben sein können:

- eine große Compliance mit großer Resistance
- eine große Compliance mit kleiner Resistance
- eine kleine Compliance mit großer Resistance
- eine kleine Compliance mit kleiner Resistance

> Eine Gruppe atemmechanisch gleichartiger Untereinheiten der Lunge wird als *"Kompartment"* bezeichnet.

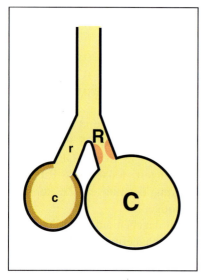

Abb. 24b. Kompartmentmodell der Lunge.
R = große Resistance
r = kleine Resistance
C = große Compliance
c = kleine Compliance

Für praktische Belange ist es zweckmäßig, diese Gruppierung so zu gestalten, daß das gesamte Modell auf 2 Kompartments reduziert wird (Abb. 24b):

- ein schnelles Kompartment mit kleiner Zeitkonstante
- ein langsames Kompartment mit großer Zeitkonstante

Je inhomogener eine Lunge belüftet ist, umso breiter ist das Spektrum der regionalen Zeitkonstanten. Das hat zur Folge, daß Füll- und Entleerungszeiten, aber auch das Füllungsvolumen in den einzelnen Kompartments sehr unterschiedlich ist. Diese Eigenheit macht man sich bei der "Inversed Ratio Ventilation" (IRV) durch Einstellung kurzer Exspirationszeiten zunutze (vgl. Kapitel Inversed-Ratio-Ventilation).

Bei vorgegebenem gleichem Druck füllt sich ein Kompartment mit großer Resistance und großer Compliance sehr langsam, jedoch mit großem Volumen, während sich ein Kompartment mit kleiner Compliance und kleiner Resistance sehr schnell füllt, jedoch mit kleinem Volumen.

Zwischen Kompartments mit wesentlich voneinander verschiedenen Zeitkonstanten kommt es im Verlauf der Inspirationsphase in Abhängigkeit vom Beatmungsmuster (volumenkonstante Beatmung mit endinspiratorischem Plateau) zum Auftreten sogenannter *Pendelluft* (Abb. 25).

Dabei wird das inspirierte Volumen zunächst zum größten Teil vom Kompartment mit der kleineren Zeitkonstante aufgenommen. Nach Beendigung des Lufteinstromes in die Lunge erfolgt die *Pausen- oder No-Flow-Phase*. Die Lunge bleibt dabei eine bestimmte Zeit gebläht, wodurch aufgrund der unterschiedlichen Druckgradienten zwischen den Kompartments Gelegenheit zur Umverteilung des verabreichten Gasvolumens gegeben ist. Atemgas, das bereits am Gasaustausch teilgenommen hat, fließt nun vom schnelleren Kompartment in das langsamere Kompartment (*"intrapulmonale Gasumverteilung"*) (46). Im Extremfall füllt sich ein Kompartment sogar während ein anderes noch ausatmet. Nach dem derzeitigen Wissensstand scheint Pendelluft keine nachteiligen Auswirkungen auf die Oxygenierung zu haben.

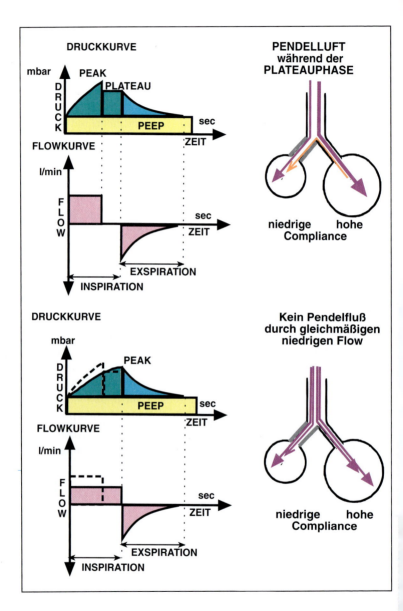

Abb. 25. Pendelluft.

Statische Lungenvolumina

Folgende statische Lungenvolumina werden unterschieden (Abb. 26): Die Normalwerte beziehen sich auf einen etwa 70kg schweren Erwachsenen (36).

1. Atemhubvolumen (VT): das Volumen, das bei ruhiger Atmung ein- und ausgeatmet wird.
Normalwert: ca. 0,5–0,6 Liter

2. *Inspiratorisches Reservevolumen (IRV):* das Volumen, das nach einer ruhigen Inspiration noch zusätzlich eingeatmet werden kann, d.h. die Differenz von normaler bis zur max. Einatmung.
Normalwert: ca. 2,5 Liter – entspricht etwa 2/3 der VC.

3. *Exspiratorisches Reservevolumen (ERV):* das Volumen, das man nach einer ruhigen Exspiration noch zusätzlich ausatmen kann, d.h. die Differenz von normaler bis zur max. Ausatmung.
Normalwert: ca. 1,5 Liter – entspricht etwa 1/3 der VC.

4. *Residualvolumen (RV):* das Volumen, das nach max. Ausatmung in den Lungen verbleibt (= nicht mobilisierbares Lungenvolumen).
Normalwert: ca. 1,5–2 Liter

5. *Funktionelle Residualkapazität (FRC):* das Volumen, das sich am Ende einer ruhigen Exspiration in den Lungen befindet.
Normalwert: 3–3,5 Liter

$$FRC = RV + ERV$$

- Die *FRC* ist definitionsgemäß das Gasvolumen, das bei Atemruhelage in den Lungen verbleibt. Sie kann als *Maß für die Gasaustauschfläche* angesehen werden. Sie ergibt sich aus der Gleichgewichtslage zwischen den entgegengesetzt wirkenden elastischen Kräften von Lunge und Thorax.

- Die *FRC* nimmt nach *Narkoseeinleitung* innerhalb weniger Minuten um ca. 20% ab.
- Als *Ursachen* für diese Abnahme kommen ein Höhertreten des Zwerchfells durch Steigerung des intraabdominellen Druckes durch die flache Rückenlage, eine Erhöhung des zentralen Blutvolumens, Verlust des Tonus der Inspirationsmuskulatur und ein Nachlassen des Zwerchfelltonus als Folge der Muskelrelaxierung in Betracht.
- *Folgen:* Ausbildung dorso-basaler Atelektasen, Verschluß der kleinen Atemwege (airway closure), Abnahme der Compliance, Zunahme der Resistance, Zunahme der AaDO$_2$ als Folge einer Perfusion atelekatischer Lungenkompartimente und somit Verschlechterung des Ventilations-/Perfusions-Verhältnisses (44).

Obstruktive Ventilationsstörungen führen zu einem Anstieg, *restriktive Ventilationsstörungen* zu einem Abfall der FRC.

---

6. *Vitalkapazität (VC):* die Volumendifferenz zwischen der max. Inspiration und der max. Exspiration. Sie ist somit ein Maß für die größtmögliche Atemexkursion.
Normalwert: 3,5–5,5 Liter

7. *Totale Lungenkapazität (TLC):* Maximales Luftfassungsvermögen der Lunge. Sie errechnet sich aus der Summe von VC und RV.
Normalwert: ca. 6 Liter

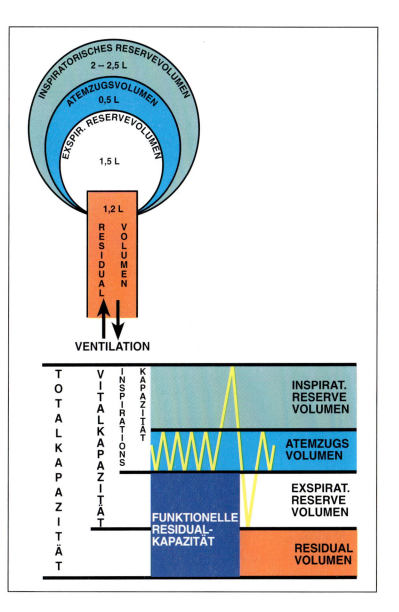

Abb. 26. Statische Lungenvolumina.

Verschlußvolumen (Closing Volume) – Verschluß-kapazität (Closing Capacity)

Das *Verschlußvolumen (Closing Volume = CV)* der Lunge ist definiert als jenes Lungenvolumen, bei dem es während der Exspiration zum Verschluß der kleinen Atemwege (Bronchiolen) kommt. Unter *Verschlußkapazität (Closing Capacity = CC)* versteht man die Summe aus Verschlußvolumen und Residualvolumen (RV).

$$CC = CV + RV$$

Dieser Verschluß der Bronchiolen tritt vor allem in den "abhängigen" (= dorso-basalen) Lungenabschnitten auf, wo gravitationsbedingt der extraluminale Gewebedruck leicht den endobronchialen Atemwegsdruck übersteigt (Abb. 27).

> Solange die Verschlußkapazität *CC kleiner* ist als die funktionelle Residualkapazität *FRC* – dies ist beim gesunden Erwachsenen der Fall – kommt es bei normaler Atemmittellage zu *keinem* Verschluß der kleinen Atemwege.

Faktoren, die zu einer Verkleinerung der FRC führen:
- Rückenlage
- Adipositas
- Oberbauchoperationen
- Thoraxoperationen

Faktoren, die zu einer Vergrößerung des Verschlußvolumens führen:
- Nikotinabusus
- Präexistente Lungenerkrankungen (COPD)
- Herzinsuffizienz
- Alter (FRC = CC mit etwa 65a im Stehen, mit etwa 45a im Liegen)

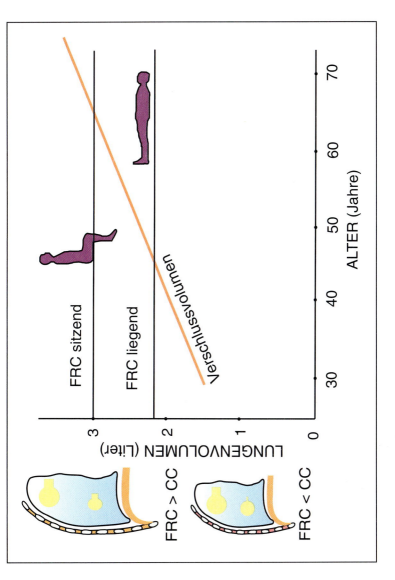

Abb. 27. Verschlußvolumen und FRC in Abhängigkeit von Alter und Körperlage.

Unter diesen Umständen wird dann CC > FRC (oder anders ausgedrückt der Quotient FRC/CC <1), d.h. am Ende der normalen Exspiration kommt es zum Verschluß der kleinen Atemwege und damit zu einem atemzyklusabhängigen Shuntanstieg (*"shunt in time"*). Auch die Entstehung von Resorptionsatelektasen wird unter diesen Bedingungen begünstigt.

Pathophysiologie der postoperativen pulmonalen Funktionseinschränkung

Intra- und postoperativ kommt es im Rahmen von Allgemeinanästhesien insbesondere nach Oberbauchlaparotomien und Thorakotomien zu einer klinisch eindrucksvollen Herabsetzung der Lungenfunktion, die sich am besten als *"akute Restriktion aller Lungenvolumina"* beschreiben läßt. Das Ausmaß dieser pulmonalen Funktionseinbuße ist in erster Linie geprägt durch eine

- Reduktion des inspiratorischen Reservevolumens bis auf 10% des Ausgangswertes
- Abnahme der Vitalkapazität um bis zu 50% bis 75% (!).
- Abnahme der funktionellen Residualkapazität um bis zu 35%.

Die Herabsetzung der statischen Lungenvolumina ist vor allem bedingt durch:

- Wundschmerzen mit konsekutiver "Schonatmung"
- Verminderung des Hustenstoßes
- operationsbedingte vor allem dorso-basaler Atelektasen
- erhöhter intraabdomineller Druck unterschiedlicher Genese
- Nachwirkung von Narkotika und Muskelrelaxantien

> Der Patient atmet oberflächlich und hustet nicht ab, da für einen wirksamen *Hustenstoß* die *Vitalkapazität* mindestens das *Dreifache des Atemzugvolumens* (Normalwert: 8ml/kgKG) betragen muß.
> ⇒ *Gefahr* von Sekretretention mit Atelektasenbildung und sekundären pneumonischen Infiltraten!

Pathophysiologisch hat die Abnahme der FRC zur Folge, daß diese kleiner als die Verschlußkapazität (⇒ FRC < CC) wird. Durch den Abfall der FRC unter dieses *"kritische Lungenvolumen"*, kommt es wie bereits erwähnt am Ende der Exspiration zum Verschluß der kleinen Atemwege (= *"airway closure"*). Der intermittierende Verschluß der Bronchiolen führt funktionell zu einer Zunahme des intrapulmonalen Rechts-Links-Shunts (= *"shunt in time"*) mit Verschlechterung der Oxygenierung.

Demzufolge ist es notwendig, die funktionelle Residualkapazität über dem Verschlußvolumen zu halten, so daß inspiratorisch und exspiratorisch die gasaustauschende Oberfläche erhalten bleibt.

> Einer adäquaten postoperativen Schmerz- und Atemtherapie ist daher ein besonders hoher Stellenwert einzuräumen.

> Bei der Planung des perioperativen Managements muß der Tatsache Rechnung getragen werden, daß über *30% der Patienten* eine *postoperative respiratorische Insuffizienz* entwickeln, wenn die präoperative *Vitalkapazität weniger als 50% des Normalwertes bzw. weniger als 1,75–2l beim Erwachsenen beträgt.*

Die postoperativen Einschränkungen der Lungenfunktion normalisieren sich erst nach 2–3 Wochen.

Sauerstofftransport im Blut

Der Sauerstoff wird an den in den Erythrozyten befindlichen roten Blutfarbstoff, Hämoglobin, gebunden. Das Hämoglobin hat die Eigenschaft, O_2 in Abhängigkeit von seinem Partialdruck aufzunehmen oder abzugeben; dabei wird Sauerstoff in Form einer reversiblen Bindung an das Eisenatom des Hämoglobinmoleküls angelagert.

Sauerstoffbindungskapazität

Darunter versteht man die maximale O_2-Menge, die 1g Hämoglobin binden kann. Dieses Maximum wird bei einem O_2-Partialdruck von 150 mmHg erreicht und beträgt 1,36 ml.

> 1g Hb kann maximal 1,36 ml O_2 chemisch binden.

Oberhalb davon wird O_2 nur noch physikalisch gelöst, d.h. der O_2-Gehalt steigt linear mit dem Partialdruck an, allerdings mit sehr geringer Steilheit. Bei dem im Blut herrschenden O_2-Partialdruck ist nur eine sehr kleine Gasmenge physikalisch gelöst, im arteriellen Blut rund 0,3 ml/dl.

Beispiel: Bei einem Patienten mit einem Hämoglobin von 14 g/100 ml Blut (Hb = 14 g%) können an Hämoglobin maximal 14 g/100 ml Blut x 1,36 ml O_2/gHb = 19 ml O_2/100 ml Blut chemisch gebunden werden.

Normalwert: 19 ± 1 ml O_2/100 ml Blut

Sauerstoffsättigung

Die Sauerstoffsättigung des Blutes sagt aus, zu wieviel Prozent das vorhandene Hämoglobin aktuell mit Sauerstoff gesättigt ist. Die Sättigung hängt vom Sauerstoffpartialdruck ab. Bei einem normalen arteriellen PaO_2 von 100 mmHg beträgt die Sauerstoffsättigung des Hämoglobins im arteriellen Blut 97%.

arterieller PaO_2: 100 mmHg – O_2-Sättigung des Hb: 97%

Eine 100%ige Sättigung ist nicht möglich, weil eine geringe Menge Blut nicht am pulmonalen Gasaustausch teilnimmt, sondern als Shuntblut in den arteriellen Kreislauf einströmt. Dieses kurzgeschlossene Blut setzt die O_2-Sättigung um etwa 3% herab.

Normalwerte:

Parameter	arteriell	gemischtvenös
• PaO_2	70–105 mmHg	35–40 mmHg
• $PaCO_2$	35–45 mmHg	40–50 mmHg
• O_2-Sättigung	95–98%	70–75%

Der PaO_2 nimmt mit zunehmendem Alter progredient ab:
Als *Faustregel* gilt:

$$PaO_2 \text{ (mmHg)} = 100 - (\text{Lebensalter} : 2)$$

Als unterer Schwellenwert für therapeutische Maßnahmen gilt ein akuter Abfall des PaO_2 auf ca. 60 mmHg.
Bei chronischer Hypoxie z.B. bei COPD-Patienten werden auch niedrigere PaO_2-Werte toleriert.

Sauerstoffbindungskurve

Die Sauerstoffbindungskurve beschreibt die Beziehung zwischen dem *Sauerstoffpartialdruck (PaO₂)* und der *Sauerstoffsättigung des Hämoglobins (SaO₂)*.

Zu jedem bestimmten PaO$_2$ gehört auch eine bestimmte Sauerstoffsättigung des Hämoglobins: Ein niedriger PaO$_2$ führt zur Abnahme der Sauerstoffsättigung und umgekehrt. Die O$_2$-Bindungskurve (O$_2$-Dissoziationskurve) hat keinen linearen, sondern einen *charakteristischen S-förmigen Verlauf* (Abb. 28). Sie besteht aus einem unteren flachen, einem mittleren steilen und einem oberen flachen Teil.

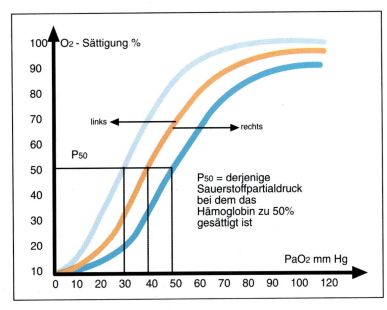

Abb. 28. Sauerstoffbindungskurve.

Die O$_2$-Sättigung, die im arteriellen Bereich nicht invasiv mittels Pulsoximetrie gemessen werden kann, zeigt gemäß dem oberen flachen Teil der O$_2$-Bindungskurve kleine Änderungen, hinter denen große Änderungen des PaO$_2$ stehen. So bedeutet ein Abfall der Sauerstoffsättigung von 97% auf 95% eine Änderung des PaO$_2$ von 90 auf 75 mmHg. Eine O$_2$-Sättigung von 85% entspricht einem O$_2$-Partialdruck von etwa 50 mmHg. Tabelle 3 gibt einen Überblick über die Zusammenhänge zwischen arteriellem O$_2$-Partialdruck und O$_2$-Sättigung bei 37°C, pH 7,4 und PaCO$_2$ 38 mmHg.

Tab. 4. Beziehung zwischen arteriellem PaO$_2$ (mmHg) und Sättigung des Hb (%).

PaO$_2$ (mmHg)	Sättigung des Hb (%)
20	35
30	57
40	75
50	83,5
60	89
70	92,7
80	94,5
90	96,5
100	97,4

Es gilt folgendes:

- *Im Bereich niedriger PaO$_2$-Werte (periphere Gewebe)*
  verläuft die Kurve sehr steil, d.h. ein bereits geringer Abfall des O$_2$-Partialdruckes setzt eine große Menge Sauerstoff aus dem Hämoglobin frei. Je weiter rechts der steile Teil liegt, umso günstiger sind die Abgabebedingungen an das Gewebe.

- *Im Bereich hoher PaO$_2$-Werte (Lunge)* nimmt die Sauerstoffsättigung nur geringfügig zu, wenn der PaO$_2$ ansteigt.

- *Mit unterschiedlicher Hämoglobinkonzentration* wird die Kurve insgesamt höher oder niedriger.

Die Sauerstoffbindungskurve kann durch zahlreiche Faktoren nach links oder nach rechts verschoben werden:

- *Rechtsverschiebung bedeutet*:
  Bei gleichem PaO$_2$ wird weniger Sauerstoff vom Hämoglobin gebunden. Allerdings wird auch mehr Sauerstoff aus dem

Hämoglobin freigesetzt und an das periphere Gewebe abgegeben (= *Bohr-Effekt*).
Beispiele: Azidose, Hyperkapnie, Fieber.

- **Linksverschiebung bedeutet**:
  Bei gleichem PaO_2 wird mehr Sauerstoff an Hämoglobin gebunden, so daß die Sauerstoffsättigung entsprechend höher ist. Die Bindung zwischen Sauerstoff und Hämoglobin ist verstärkt, daher wird weniger Sauerstoff aus dem Hämoglobin freigesetzt.
  Folge: Abnahme der Sauerstoffversorgung der peripheren Gewebe!
  Beispiele: Alkalose, Hypokapnie, Hypothermie, 2,3 Diphosphoglyceratmangel.

In bezug auf die O_2-Versorgung der Gewebe ist die Azidose bei weitem günstiger als die Alkalose!
Daher: keine Pufferung mit Na-Bikarbonat bei einem $pH \geq 7,2$!

Sauerstofftransportkapazität

Das Sauerstoffangebot an das Gewebe hängt von drei Faktoren ab (Tab.5):

- Herzzeitvolumen (HZV)
- arterielle Sauerstoffsättigung (SaO_2)
- Hämoglobinkonzentration (Hb)

Normalwert: 600 ± 50 ml/min/m²KOF

Wird eine der drei variablen Größen auf die Hälfte reduziert, so halbiert sich das Sauerstoffangebot. Fallen alle drei Größen gleichzeitig auf 50% ihres Ausgangswertes ab, so ist das Sauerstoffangebot auf ein Achtel reduziert, eine Sauerstoffmenge, die mit dem Leben nicht mehr vereinbar ist, da der Mindestverbrauch für den Energiestoffwechsel 250 ml Sauerstoff pro Minute beträgt. Entsprechend der auslösenden Ursache, die eine der drei Größen reduziert, spricht man von einer

- Stagnationshypoxie (verminderte Gewebeperfusion)
- anämischen Hypoxie
- hypoxischen oder respiratorischen Hypoxie

Die genannten Hypoxieformen treten selten in reiner Form auf, aber zumindest initial ist jeweils eine der drei Ursachen dominierend. Beim Vorliegen einer Stagnationshypoxie liegt das Problem nicht in der behinderten Sauerstoffaufnahme, sondern in der verminderten Gewebeperfusion aufgrund eines verminderten Herzzeitvolumens oder aufgrund einer Schocksituation. Deshalb stellt die Behandlung des Schocks zugleich die Therapie der zellulären Hypoxie dar.

Tab. 5. O_2-Transportkapazität.

Sauerstoff-angebot (ml/Min.)	=	Herzzeit volumen (ml/Min.)	x	Arterielle O_2- Sättigung $(SaO_2/100)$	x	Hämoglobin-konzentration (g/ml)	x	1,36
1000	=	5000	x	95/100	x	15/100	x	1,36
500	=	5000/2	x	95/100	x	15/100	x	1,36
125	=	5000/2	x	95/100·2	x	15/100·2	x	1,36

71

Respiratorische Insuffizienz

Definition und Klinik

Eine respiratorische Insuffizienz liegt dann vor, wenn die pulmonale O_2-Aufnahme so stark beeinträchtigt ist, daß eine ausreichende O_2-Versorgung der Gewebe bzw. eine genügende Elimination der Kohlensäure nicht mehr gewährleistet ist. Der Ruhemetabolismus einschließlich der Atemarbeit bedingte O_2-Bedarf kann nicht mehr gedeckt werden.

Eine Ateminsuffizienz läßt sich meistens schon anhand unspezifischer klinischer Symptome feststellen:

Klinische Zeichen der drohenden respiratorischen Insuffizienz:
- Tachypnoe (Atemfrequenz > 35/min) LEITSYMPTOM!
- Dyspnoe
- "Schaukelatmung" ("Froschbauchatmung", paradoxe Atmung)
- psychomotorische Unruhe
- Tachykardie, Hypertonie
- ev. Zyanose
- Blutgasanalyse (pulmonale Partialinsuffizienz mit erniedrigtem PaO_2 und ev. respiratorischer Alkalose)

Über das wirkliche Ausmaß und die Art der respiratorischen Insuffizienz läßt sich jedoch nur anhand einer Blutgasanalyse eine exakte Aussage machen. Sie liefert mit dem PaO_2 und dem $PaCO_2$ ausschlaggebende Parameter für den Beginn und den Einsatz von Atemhilfen.

Als *Hypoxämie* wird ein Abfall des arteriellen Sauerstoffpartialdrucks unter 70 mmHg bezeichnet.

> **Hypoventilation** ist als unzureichende Abatmung von CO_2 definiert, die nur blutgasanalytisch (arterielle Hyperkapnie – $PaCO_2$ > 45 mmHg) bestätigt werden kann.

Obwohl es schwierig ist, allgemein geltende Grenzwerte für die Definition einer **akuten respiratorischen Insuffizienz** anzugeben, gilt ein PaO_2-Abfall auf unter 50 mm Hg bei Spontanatmung unter Raumluft sowie ein PaO_2 < 60 mm Hg bei einer FIO_2 > 0,5 neben einer Tachypnoe > 35–40/min als *Leitsymptom* (39). Auch bei $PaCO_2$-Werten > 55 mm Hg ist eine absolute Indikation zur Atemhilfe gegeben (*Ausnahme:* chron. Hyperkapnie bei COPD-Patienten).

> Als Leitsymptom der **akuten respiratorischen Insuffizienz** gilt ein PaO_2-Abfall auf unter 50 mm Hg bei Spontanatmung unter Raumluft verbunden mit einer Tachypnoe > 35/min.

Die *Indikation* zur *respiratorischen Therapie (Atemhilfe)* stellt sich demnach aufgrund zweier pathophysiologischer Mechanismen:

1. Störung der Oxygenierung
2. Beeinträchtigung der CO_2-Elimination.

Die akute respiratorische Insuffizienz läßt sich in ein pulmonales *Pumpversagen oder Pumpschwäche* mit Abnahme der alveolären Ventilation und Störung der CO_2-Elimination ($PaCO_2\uparrow$) und in ein *Lungenparenchymversagen* mit Beeinträchtigung der Oxygenierung ($PaO_2\downarrow$) und Erhöhung der alveoloarteriellen Sauerstoffdifferenz ($AaDO_2\uparrow$) unterteilen.

> - Das **pulmonale Pumpversagen** ist durch eine insuffiziente Elimination von CO_2 (**Ventilationsversagen**) charakterisiert.
> - Beim **pulmonalen Parenchymversagen** steht die Störung der Oxygenierung im Vordergrund.

Tabelle 6 faßt die Ursachen für ein Lungenparenchymversagen zusammen.
Tabelle 7 gibt einen Überblick über die verschiedenen Ursachen für ein pulmonales Pumpversagen.

Tab. 6. Überblick über die verschiedenen Ursachen für ein Lungenparenchymversagen.

Ursachen für ein Lungenparenchymversagen:

alle Störungen an der alveolo-kapillären Membran
- Lungenödem
- ARDS
- Pneumonie
- Atelektasen
- Lungenfibrose

Tab. 7. Überblick über die verschiedenen Ursachen für ein pulmonales Pumpversagen.

Ursachen für ein Pumpversagen oder Pumpschwäche:

---

1. zentrale Ursachen:
- Störung im Atemzentrum (z.B. SHT, Intoxikation)
- Störung im zervikalen oder thorakalen Rückenmark (z.B. traumatischer Querschnitt, Tetanus)

2. periphere Ursachen:
a) peripher neuromuskulär:
- Störung der neuromuskulären Überleitung (z.B. Myasthenia gravis, Nachwirkung von Muskelrelaxantien, Botulismus)
- Polyneurititiden (z. B. Guillain-Barré-Syndrom, toxisch, infektiös)
- Muskelschwäche nach Langzeitbeatmung

b) Störungen der Atemmechanik:
- obstruktive und restriktive Ventilationsstörungen

- Störung der Thoraxwandintegrität (z.b. Serienrippenfraktur bei Thoraxtrauma)
- Kyphoskoliose
- Zwerchfellruptur, Zwerchfellhernie

Pathomechanismen der postoperativen und posttraumatischen Ateminsuffizienz

Der wesentliche Unterschied zwischen diesen beiden Formen der Ateminsuffizienz besteht darin, daß *posttraumatisch* häufig die Pathophysiologie des akuten Lungenversagens mit Aktivierung von körpereigenen *Kaskaden- und Mediatorsystemen* abläuft, während *postoperativ* überwiegend *mechanische Faktoren* zur respiratorischen Insuffizienz führen. Die wichtigsten Ursachen der postoperativen respiratorischen Insuffizienz sind in Tabelle 8 angeführt:

Tab. 8. Ursachen der postoperativen respiratorischen Insuffizienz.

- *Verminderung des Lungenvolumens durch:*

  Zwerchfellhochstand
  abdominelle Distension (Darmparalyse-Ileus)
  Atelektasen
  Sekretretention
  Lungenödem
  Pleuraerguß
  Pneumothorax

- *Verminderung der Zwerchfell- und Thoraxwandexkursionen durch:*

  Schmerz
  zentrale Dämpfung
  abdominelle Distension

- ***Behinderung des Hustenstoßes durch:***

  Schmerz
  zentrale Dämpfung (z.B. Sedierung !)
  abdominelle Distension
  zähflüssiges Bronchialsekret

Unmittelbar postoperativ kann es demnach zu einer Mischform zwischen pulmonalem Pumpversagen und Parenchymversagen kommen, die eine Indikation für den Einsatz von Atemhilfen darstellen.

Beatmungstechnik

Beatmungsmuster

Es ist von entscheidender Bedeutung für die Wirksamkeit einer Beatmungstherapie, auf welche Weise der Respirator in einer angegebenen Zeit (Inspirationszeit) ein adäquates Gasvolumen (Atemhubvolumen) in die Lungen insuffliert, eine weitgehend gleichmäßige Verteilung dieses Gases in den Lungen gewährleistet und zu einem definierbaren Zeitpunkt die Exspiration über einen ausreichend langen Zeitraum (Exspirationszeit) ermöglicht.

> Der Begriff *Beatmungsmuster* beschreibt den zeitlichen Ablauf eines einzelnen Atemzyklus.

Atemzyklus

Unter einem *Atemzyklus* versteht man die Zeitdauer von Beginn der Inspiration bis zum Abschluß der Exspiration. Diese Zeitdauer (T) setzt sich aus der *Inspirationszeit* (TI) und der *Exspirationszeit* (TE) zusammen. Es gilt:

$$T = TI + TE$$

Die *Atemfrequenz* (AF) gibt die Atemhübe pro Minute an. Es gilt AF = 60/T. Bei einem Atemzyklus von T = 5 Sekunden ergibt sich eine Atemfrequenz von 12/min.
Wird die Atemfrequenz mit dem Atemzugvolumen (AZV) multipliziert, so erhält man das *Atemminutenvolumen* (AMV).

$$AMV = AZV \times AF$$

Das Verhältnis von Inspirationsdauer zu Exspirationsdauer heißt *Atemzeitverhältnis* oder *I : E -Verhältnis:*

$$Q = TI : TE$$

Beträgt die Inspirationszeit 2 Sekunden und die Exspirationszeit 4 Sekunden, so ist die Atemzykluszeit T = 6 sec, die Atemfrequenz AF = 10/min und das I : E Verhältnis 1 : 2.

Grundeinstellung des Respirators bei der Beatmung
- Atemzugvolumen von 10–12 ml/kgKG
- Atemfrequenz von 10–12/min
- niedriger Flow von etwa 30 L/min
- Verhältnis von Inspirations-/Exspirationszeit 1 : 2
- inspiratorische Sauerstoffkonzentration 50% (FIO_2= 0,5)
- positiver endexspiratorischer Druck von 5 mbar

Druck-Zeit-Diagramm

Im Druck-Zeit-Diagramm ist der Atemwegsdruck gegen die Zeit aufgetragen (Abb. 29). Der Druck wird in mbar, die Zeit in Sekunden angegeben. Höhe und Verlauf des Atemwegsdruckes in der Inspirationsphase sind bei vorgegebenem Volumen ("volumenkontrollierte Beatmung") von den atemmechanischen Eigenschaften der Lunge (Resistance und Compliance) abhängig.

$$\Delta p = R \times \dot{V}$$

Einen kleinen Druckanstieg erhält man entweder bei niedrigem Inspirationsflow oder bei kleiner Resistance. Ein großer Druckanstieg resultiert entweder bei großem Inspirationsflow oder bei hoher Resistance.

Die Steigerung des weiteren linearen Verlaufes wird durch den Quotienten von Strömung $\dot{V}$ und Compliance C bestimmt.

$$\Delta p/\Delta t = \dot{V}/C$$

Je größer der Inspirationsflow und je kleiner die Compliance ist, desto höher wird der Druckanstieg.

Der *Beatmungsmitteldruck (Pmean)* ist das zeitliche Mittel des Beatmungsdruckes über einen ganzen Atemzyklus. Er ist ein bestimmender Faktor für die Oxygenierung.

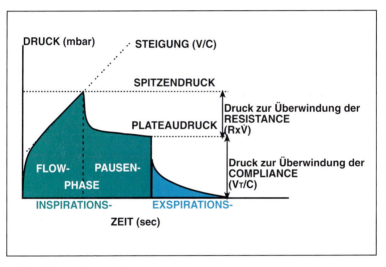

Abb. 29. Druck-Zeit-Diagramm.

Der *Spitzendruck* während maschineller Beatmung ist von 4 Faktoren abhängig:
- Resistance
- Compliance
- Inspirationsflow
- Hubvolumen

Druck-Zeit-Diagramm bei Variation des Inspirationsflows

Der Inspirationsflow ist ein *Maß für die Geschwindigkeit*, mit der das Atemgas verabreicht wird. Er wird in L/min angegeben. Bei geringem Inspirationsflow erfolgt der Druckanstieg flach. Die Ausbildung einer Druckspitze ist bei einem Flow von etwa 30 L/min und einem I : E-Verhältnis von 1 : 2 kaum noch erkennbar. Das endinspiratorische Plateau ist gerade noch sichtbar. Es würde bei noch niedrigerem Inspirationsflow völlig verschwinden. Bei zunehmendem Inspirationsflow nimmt die Steilheit des Druckanstieges zu, gleichzeitig wird die inspiratorische Druckspitze höher (Abb. 30).

Druck-Zeit-Diagramm bei Variation des Arbeitsdruckes

Der Arbeitsdruck ist der konstante Druck, mit dem der Beatmungsbalg eines Respirators ausgedrückt wird.

Abb. 31 zeigt, daß mit sinkendem Arbeitsdruck auch der Spitzendruck kleiner wird. Die Druckspitzen verschwinden im Druck-Zeit-Diagramm, sobald der Arbeitsdruck sich dem Plateaudruck nähert, bzw. diesen unterschreitet (druckkontrollierte Beatmung). Der Inspirationsflow zum Patienten wird bei wirksamer Arbeitsdruckbegrenzung automatisch den Druckverhältnissen angepaßt. Es entsteht ein dezelerierender Flow. In modernen elektronisch angetriebenen Intensivrespiratoren entspricht der Arbeitsdruck dem Inspirationsdruck (siehe Kapitel: Druckkontrollierte Beatmung).

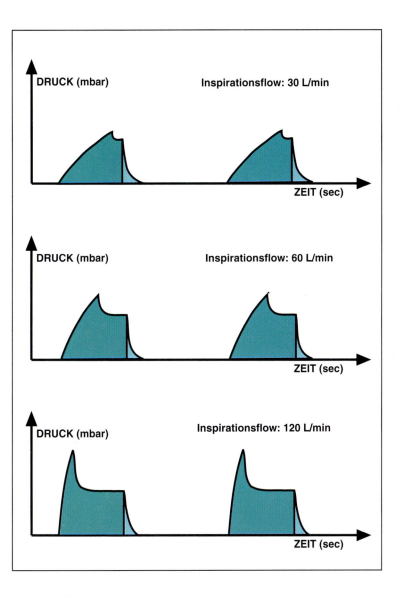

Abb. 30. Änderung des Beatmungsdrucks in Abhängigkeit vom Inspirationsflow.

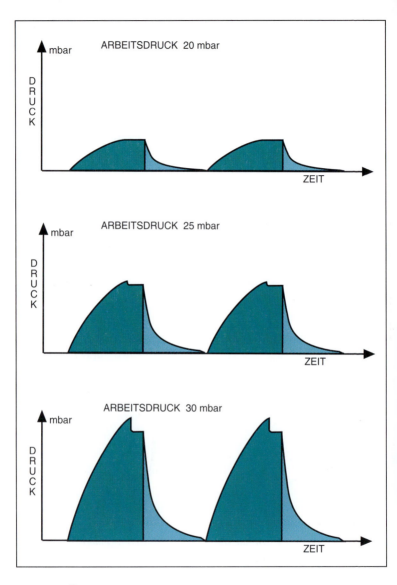

Abb. 31. Änderung des Beatmungsdrucks in Abhängigkeit vom Arbeitsdruck.

Volumen-Zeit-Diagramm

Im Volumen-Zeit-Diagramm nimmt während der Inspiration das Volumen zu. Während der Pausen- oder No-Flow-Phase bleibt das verabreichte Volumen konstant und nimmt nach Freigabe der Exspiration wieder ab (Abb. 32).

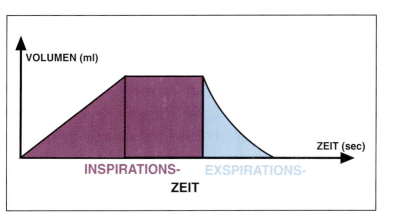

Abb. 32. Volumen-Zeit-Diagramm.

Flow-Zeit-Diagramm

Im Flow-Zeit-Diagramm ist der Flow ($\dot{V}$) gegen die Zeit aufgetragen. Man unterscheidet zwischen konstantem und dezelerierendem Flow (Abb. 33).

Beim *konstantem Flow* ist die Strömungsgeschwindigkeit im Verlauf der Inspiration gleichbleibend.

Der *dezelerierende Flow* ist durch einen initialen hohen und dann abnehmenden Flow gekennzeichnet.

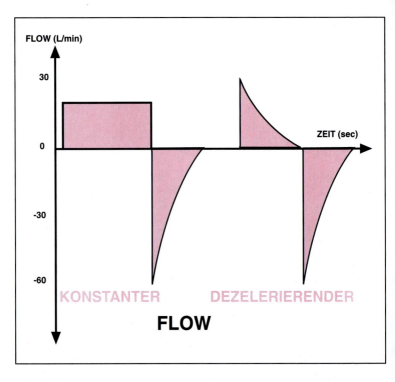

Abb. 33. Flow-Zeit-Diagramm.

Beatmungsformen

Die Behandlung einer respiratorischen Insuffizienz erfolgt mit Therapiemethoden, die als *"Atemhilfen"* bezeichnet werden. Die kontrollierte Beatmung ist lediglich Teil einer Gesamtpalette von Methoden, die uns als Atemhilfen zur Verfügung stehen.

Die *Indikation* zum Einsatz einer Atemhilfe ist dann gegeben, wenn entweder ein sogenanntes pulmonales *Pumpversagen* bzw. eine pulmonale *Pumpschwäche* oder ein *Lungenparenchymversagen* vorliegt. Der Patient ist nicht mehr imstande, die für einen adäquaten Gasaustausch notwendige Atemarbeit zu erbringen.

> Der *Begriff Beatmungsform* beschreibt die *Steuerung* der maschinellen Beatmung, den Auslösemechanismus (*Triggerung*) der maschinellen In- bzw. Exspiration, den Anteil der respiratorischen Eigenleistung des Patienten (*Atemarbeit*) sowie die *Druckverhältnisse* während der Beatmung.

> Der *Begriff Beatmungsmuster* beschreibt den zeitlichen Verlauf von *Druck, Volumen* und *Flow* und damit die pulmonale Gasverteilung *innerhalb eines Atemzyklus* und wird durch die Einstellgrößen Hubvolumen, Frequenz, I : E-Verhältnis, Inspirationsdruck und PEEP definiert.

Klassifizierung der Beatmungsformen

Bei der Klassifizierung der Beatmungsformen kann man zwei Standpunkte einnehmen, einmal die Beurteilung vom Standpunkt des Patienten und zweitens vom Standpunkt des Beatmungsgerätes aus.

Klassifizierung nach der Atemarbeit

Betrachtet man die Beatmung vom Standpunkt des Patienten aus, stellen sich folgende Fragen:

Inwieweit ist der Patient in der Lage, sich am Ablauf des Atmungs- bzw. Beatmungsprozesses zu beteiligen? Ist er insbesondere in der Lage, die Inspiration auszulösen? Kann er die erforderliche Atemarbeit leisten? Ist es notwendig, daß der Patient mit einem erhöhten endexspiratorischen Druckniveau atmet oder beatmet wird? Die Antworten auf diese drei Fragen führen dann zu entsprechenden Beatmungsformen. Das entscheidende Kriterium ist die *Atemarbeit* (Abb. 34).

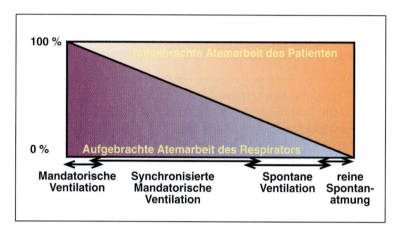

Abb. 34. Klassifizierung nach der Atemarbeit.

Der Anteil der Atemarbeit, die der Patient aufbringen muß, variiert zwischen den Extremen 0% (= mandatorische Ventilation) und 100% (spontane Ventilation).
Übernimmt der Patient einen Teil der Atemarbeit, spricht man von **"partial ventilatory support"**.

Auswahl der Atemhilfe

Um die geeignete Atemhilfe auswählen zu können, muß man zunächst unterscheiden, ob ein Pumpversagen oder ein Lungenparenchymversagen vorliegt. Beim Pumpversagen ist die CO_2-Elimination gestört, diese ist eine Funktion der alveolären Ventilation.

Bei einem Lungenparenchymversagen, also bei einer Störung im Bereich der Alveolen, ist die Oxygenierung gestört, die eine Funktion der inspiratorischen Sauerstoffkonzentration (FIO_2) und der Gasaustauschoberfläche (FRC) ist.

Bei einer *respiratorischen Pumpschwäche* (d.h. bei vorhandener, jedoch nicht ausreichender Spontanatmung) ist es besser, die Spontanatmung zu erhalten und durch eine geeignete Atemhilfe zu unterstützen (*"augmentieren"*).

Die Vorteile einer *augmentierenden Atemhilfe* sind:

- selektive Unterstützung gestörter Teilfunktionen der Lunge bei erhaltener Spontanatmung durch Verbesserung der Pumpleistung – *Optimierung der gestörten Ventilation* (z.B. ASB, BIPAP)
- erhaltene Zwerchfellmotilität (Atelektasenprophylaxe)
- Unterstützung der Atemmuskulatur
- *Optimierung der Oxygenierung* durch Rekrutieren von Alveolarkompartimenten (z. B. CPAP, BIPAP)
- Verminderung beatmungsinduzierter Organrückwirkungen (Herz-Kreislauf, Leber, Niere, Gehirn, Lunge)

An *augmentierenden Atemhilfen (= Mischform von maschineller Beatmung und Spontanatmung)* stehen uns eine Reihe von Verfahren zur Verfügung:

- (O_2-Inhalation)
- kontinuierlicher positiver Atemwegsdruck (CPAP)
- biphasischer positiver Atemwegsdruck (BIPAP)
- druckunterstützte Spontanatmung (ASB)
- intermittierende maschinelle Beatmung (SIMV)
- obligatorisches Atemminutenvolumen (MMV)

Liegt ein *respiratorisches Pumpversagen* vor, muß der Patient *kontrolliert beatmet* werden.

Bei einem *Lungenparenchymversagen* (gestörte Oxygenation) wird man die Gasaustauschfläche (FRC) durch folgende Maßnahmen erhöhen:

Bei ausreichender Spontanatmung:
Erhöhung der funktionellen Residualkapazität durch Anwendung von CPAP.

Bei insuffizienter Spontanatmung:
Liegt neben der Oxygenationsstörung auch eine Pumpschwäche oder ein Pumpversagen vor, erfolgt die *Erhöhung der funktionellen Residualkapazität* durch Anwendung einer augmentierenden Atemhilfe mit Ventilationshilfe oder durch kontrollierte Beatmung mit PEEP und schrittweiser Umkehr des I : E-Verhältnisses. Als symptomatische Maßnahme wird die inspiratorische Sauerstoffkonzentration erhöht.

Strategie beim Einsatz von Atemhilfen
"Step by step approach"

In der Praxis hat sich die schrittweise Steigerung der Atemhilfe (*"step by step approach"*) bewährt, wie sie das "*Innsbrucker Programm"* nach *Benzer* darstellt:

Sektor A: *Atemtherapie – Physiotherapie*

Sektor B: *Stufenplan – Step by step approach*
     Step 1: Atemhilfe *ohne* mechanische Ventilationshilfe
          (CPAP über Maske, Tubus, Tracheostoma)
     Step 2: Atemhilfe *mit* mechanischer Ventilationshilfe =
          augmentierende Atemhilfe (ASB, BIPAP, SIMV,
          MMV)
     Step 3: *kontrollierte Beatmung* mit positiv endexspiratori-
          schem Atemwegsdruck (CPPV, BIPAP)
     Step 4: *kontrollierte Beatmung* mit PEEP *und* gleichzeitiger
          Veränderung des Atemzeitverhältnisses I : E
          (CPPV + IRV, IR–BIPAP)

Sektor C: *Additive Methoden*
     kinetische Therapie
     NO–Inhalation
     Hämofiltration
     Jet-Ventilation

Kontrollierte Beatmung (CMV = Controlled Mechanical Ventilation)

Bei der kontrollierten Beatmung wird die Inspiration automatisch und unabhängig von einer eventuell bestehenden Eigenatmung des Patienten eingeleitet, d.h. es erfolgt keinerlei Synchronisierung. Das *Gerät* übernimmt die *gesamte Atemarbeit* für die Einatmung und steuert Zeitablauf und Größe eines jeden verabreichten Atemhubes.

Ist der PEEP = 0, nennt man die Beatmungsform *IPPV* = Intermittent Positive Pressure Ventilation (intermittierende Beatmung mit positivem Druck) (Abb. 35).

Ist der PEEP größer Null, wird die Beatmungsform *CPPV* genannt. CPPV = Continuous Positive Pressure Ventilation (= Beatmung mit kontinuierlichem positivem Druck) (Abb. 36).

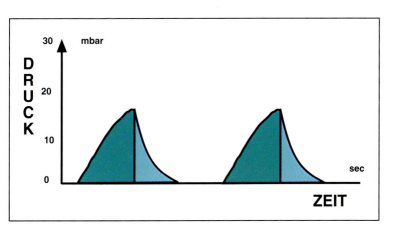

Abb. 35. Kontrollierte Beatmung ohne PEEP (IPPV).

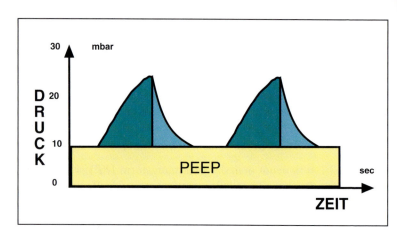

Abb. 36. Kontrollierte Beatmung mit PEEP (CPPV).

Volumenkontrollierte Beatmung

Das einfachste Modell eines volumenkontrollierten Respirators ist eine Kolbenpumpe. Ein *vorgewähltes Atemhubvolumen* wird *mit konstantem Flow (→ flußkontrollierte Beatmung)* ohne Rücksicht auf die dabei entstehenden Atemwegsdrücke dem Patienten appliziert, d.h. der Beatmungsdruck ist direkt proportional dem Atemwegswiderstand und indirekt proportional der Compliance.

In diesem Zusammenhang ist es notwendig, den Begriff des Freiheitsgrades zu definieren:

> Als **Freiheitsgrade** bezeichnet man jene Parameter des Beatmungsmusters, die sich einer direkten Einstellung am Respirator entziehen und deren Größe sich als Folge der gewählten Einstellungen in Abhängigkeit von der Atemmechanik ergeben.

Freiheitsgrade beschreiben somit die Reaktionsmöglichkeiten, die einem Respirator bei Veränderungen von Einstellgrößen bzw. der

Atemmechanik offenstehen. Bei einer volumenkontrollierten Beatmung ist der *Beatmungsdruck* der *Freiheitsgrad*.

Die **Begrenzung** stellt das Sicherheitsnetz für Freiheitsgrade dar. Sie wird erst bei Erreichen von vorwählbaren, für den Patienten bedrohlich erscheinenden Werten wirksam und verhindert ihr Überschreiten.

In der anästhesiologischen Praxis führen wir demnach eine *volumenkontrollierte, druckbegrenzte, zeitgesteuerte Beatmung* durch, wobei die Druckbegrenzung beim Erwachsenen meistens auf 35 mbar eingestellt wird. Durch die Druckbegrenzung wird das Risiko für das Auftreten eines Barotraumas vermindert.

Ziele einer modernen **Beatmungstherapie** sind:
- "Schonende" Beatmung, d.h. Beatmung mit möglichst *niedrigen Beatmungsspitzendrücken*, um eine beatmungsinduzierte Aggravierung der Lungenschädigung zu vermeiden.
- Beatmung mit möglichst *niedriger FIO_2*. Additive Behandlungsmethoden wie kinetische Therapie und NO-Applikation haben daher einen hohen Stellenwert.

Beatmung mit niedrigem Inspirationsflow

Der Inspirationsflow ist ein Maß für die Geschwindigkeit, mit der das Atemgas verabreicht wird. Wird mit hohem Inspirationsflow beatmet, wird das vorgewählte Atemhubvolumen vor Ablauf der Inspirationszeit appliziert (Respiratoren sind zeitgesteuert). Die Inspirationszeit kann in eine Flow- und No-Flow-Phase unterteilt werden. Im Druck-Zeit-Diagramm kommt es zur Ausbildung eines inspiratorischen Druckplateaus (= "inflation hold").

Ein *hoher Inspirationsflow* bei volumenkontrollierter Beatmung hat folgende Auswirkungen:

- Anstieg des inspiratorischen Spitzendruckes (cave: Barotrauma!)
- Überblähung gesunder Lungenkompartimente (= Lungenkompartimente mit kleiner Zeitkonstante) und Verschlechterung der Atemmechanik, während Kompartimente mit großer Zeitkonstante nur ungenügend belüftet werden (vgl. Abb. 25 Pendelluft).
- Folge der inhomogenen Ventilation ist eine Verschlechterung des Ventilations-/Perfusionsverhältnisses mit Zunahme des intrapulmonalen Rechts-Links-Shunts.
- In der inspiratorischen Pause kommt es als Folge der Druckdifferenzen zwischen den einzelnen Lungenkompartimenten zum Auftreten von *"Pendelluft"* (vgl. Abb. 25). Darunter versteht man eine intrapulmonale Umverteilung von Atemgas, welches bereits am Gasaustausch teilgenommen hat, in Lungenkompartimenten mit großer Zeitkonstante. Es handelt sich also um Atemgas mit erniedrigtem O_2-Gehalt.

Der Inspirationsflow soll daher bei volumenkontrollierter Beatmung so niedrig wie möglich gewählt werden, um
- eine möglichst homogene (gleichmäßige) Ventilation der Lunge zu erzielen
- mit möglichst niedrigem Beatmungsdruck beatmen zu können
- eine möglichst kurze inspiratorische Pause (inspiratorisches Plateau bzw. No-Flow-Phase) zu erzielen.

Die Beatmung mit möglichst niedrigem Inspirationsflow wird als *"volume controlled minimal flow ventilation"* bezeichnet (Abb. 37).

Auch bei volumenkonstanter minimal flow ventilation muß immer eine *Druckbegrenzung* eingestellt werden (etwa 35mbar).

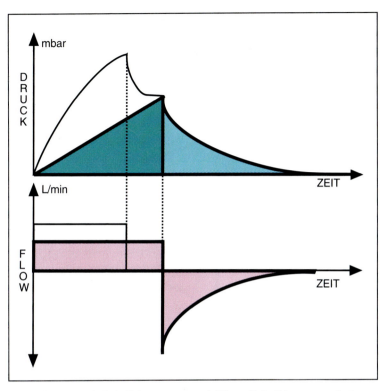

Abb. 37. Druck-Zeit-Diagramm und Flow-Zeit-Diagramm bei volumenkonstanter "minimal flow ventilation".

Wird der Inspirationsflow zu gering gewählt, kann bei volumenkonstanter Beatmung das vorgegebene Volumen in der vorgegebenen Zeit nicht verabreicht werden, die Beatmung ist <zeitlimitiert>, d.h. die Beatmung ist *volumeninkonstant* geworden (Abb. 38).

Die volumenkontrollierte (flußkonstante Beatmung) ist die Beatmungsform der Wahl für die Beatmung der *gesunden Lunge*. Sie wird daher überwiegend zur Narkosebeatmung eingesetzt. Eine weitere absolute Indikation ist das Schädel-Hirn-Trauma, da die flußkonstante Beatmung eine sichere Applikation der eingestellten Atemhubvolumina gewährleistet und somit eine exakte Einstellung des $PaCO_2$ ermöglicht.

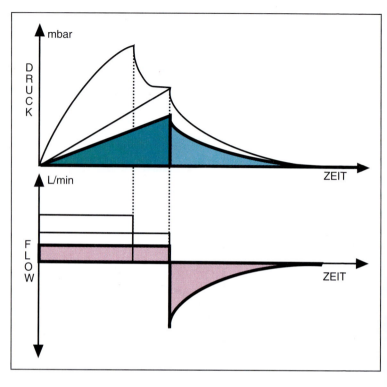

Abb. 38. Druck-Zeit-Diagramm und Flow-Zeit-Diagramm bei volumeninkonstanter < zeitlimitierter> "minimal flow ventilation".

Drucklimitierte Beatmung (PLV = Pressure Limited Ventilation)

Die drucklimitierte Beatmung vermindert das Risiko des Barotraumas durch "Abschneiden" der inspiratorischen Druckspitze und eignet sich besonders zur Beatmung bei Verteilungsstörungen.
Dabei übersteigt der Atemwegsdruck nicht den einstellbaren Maximaldruck Pmax. Am Druck-Zeit-Diagramm kommt es zur Ausbildung eines Druckplateaus, am Flow-Zeit-Diagramm erscheint ein dezelerierender Flow (Abb. 39).

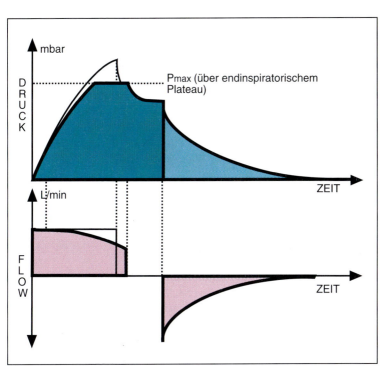

Abb. 39. Drucklimitierte Beatmung – PLV.

Volumenkonstanz ist solange gewährleistet, solange **Pmax über dem Plateaudruck (Pplat)** der volumenkontrollierten Beatmung liegt.

Faustregel: Pmax ca. 3 mbar über Pplat einstellen.

Druckkontrollierte Beatmung (PCV = Pressure Controlled Ventilation)

Bei der druckkontrollierten Beatmung fließt Atemgas mit *konstantem Druck* während der eingestellten Inspirationszeit in die Lungen, d.h. der vorgewählte Inspirationsdruck Pmax wird für die Dauer der gesamten Inspirationszeit aufrechterhalten. Der Flow ist am Anfang der Inspiration (d.h. wenn das Volumen in den Lungen am niedrigsten ist) am höchsten. Da der Druck konstant ist, ist der Flow initial hoch und nimmt mit zunehmender Füllung der Lunge rasch ab (*"dezelerierender Flow"*) (Abb. 40).

Bei sich spontan ändernder Compliance oder Resistance ändert sich das Atemhubvolumen, d.h. bei plötzlicher Erhöhung des Bronchialwiderstandes wird der Patient hypoventiliert, da bei dieser Beatmungsform das *Atemhubvolumen* der *Freiheitsgrad* ist. Die Ventilation muß daher mittels eng eingestellter Alarmgrenzen überwacht werden.

Die PCV-Beatmung erfolgt wie die volumenkontrollierte Beatmung zeitgesteuert.

Die *Vorteile* der Drucklimitierung sind:

- *Senkung des Spitzendruckes* und somit Verminderung der Gefahr von Barotrauma und Trachealläsion.
- Wirksame Beatmung bei Verteilungsstörungen. Der mit der Drucklimitierung einhergehende dezelerierende Inspirationsflow *reduziert* bei Verteilungsstörungen das *Überblähen gut belüfteter "schneller" Alveolen* (= Lungenkompartimente mit geringer Resistance) und verringert das nachfolgende Überströmen von "Pendelluft" in die "langsamen" obstruktiven Lungenbezirke.
- *Verbesserung des Gasaustausches* durch Applikation eines dezelerierenden inspiratorischen Flows.
- Druckkontrollierte Beatmung eignet sich besonders für die Beatmung bei Leakageverlusten (Fisteln, Pädiatrie, ungecuffter Tubus), da diese Verluste durch eine Erhöhung des Flows zur Aufrechterhaltung des eingestellten Druckes automatisch bis zu einem gewissen Grad kompensiert werden.

Das *effektive Atemvolumen* ergibt sich dabei aus dem Produkt Compliance x Pmax.

Druckkontrollierte Beatmung ist die Beatmungsform der Wahl beim schweren ARDS.

Das inspiratorische Druckniveau und die Steilheit des Druckanstieges werden bei der PCV so eingestellt, daß zum einen das gewünschte Atemhubvolumen appliziert wird, zum anderen der initiale inspiratorische Fluß nicht zu hoch wird (< 2l/sec).
Das benötigte inspiratorische Druckniveau hängt von der Compliance der Lunge ab. Drücke über 35 mbar sollten vermieden werden.

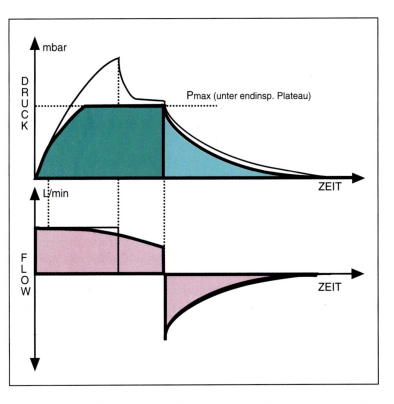

Abb. 40. Druckkontrollierte Beatmung – PCV (Druck-Zeit-Diagramm, Flow-Zeit-Diagramm).

Druckkontrollierte – volumenkonstante Beatmung

Bei dieser Beatmungsform paßt sich der Beatmungsdruck den unterschiedlichen atemmechanischen Eigenschaften der Lunge innerhalb bestimmter Druckgrenzen automatisch an.
Das verabreichte Gasvolumen errechnet sich aus folgender Formel:

$$\text{Effektives Atemvolumen} = \text{Pmax} \times C$$

Pmax = inspiratorischer Beatmungsdruck
C = Compliance

Das verabreichte Volumen ist demnach direkt proportional der Compliance und dem Beatmungsdruck. Bei einer Zunahme der Compliance ist demnach ein geringerer Druck notwendig, um dasselbe Atemvolumen zu applizieren. Steigt das gemessene Atemvolumen über das voreingestellte Minutenvolumen an, vermindert der Respirator automatisch das inspiratorische Druckniveau um den Wert, bis das voreingestellte Atemvolumen wieder appliziert wird. Der Respirator stimmt den inspiratorischen Druck kontinuierlich auf Compliance /Resistance-Veränderungen ab.
Verschlechtert sich die Compliance des Patienten, wird automatisch das inspiratorische Druckniveau um den Wert erhöht, der benötigt wird, um Volumenkonstanz zu gewährleisten, wobei das maximal erhältliche Druckniveau 5 mbar unter der voreingestellten Druckgrenze liegt. Ab diesem Druckniveau besteht wieder eine "druckkontrollierte Beatmung" mit dem Atemhubvolumen als Freiheitsgrad.

Maßnahmen zur Verbesserung der Oxygenierung

Der Gasaustausch kann durch drei Maßnahmen verbessert werden :

1. FIO_2 ↑ (symptomatische Therapie!)
2. PEEP
3. IRV (= Inversed-Ratio-Ventilation)

PEEP und IRV stellen ein kausales Behandlungskonzept in der Therapie von Atelektasen dar.

PIF: Ein Maß für die Beatmungsinvivität

Die Beatmungsinvasivität wird durch die drei Parameter PEEP, I:E-Verhältnis und FIO_2 bestimmt:

$$PIF = PEEP \times I : E \times FIO_2$$

Beispiele : 10 x 2 (2 : 1) x 1,0 (100%) = 20
5 x 0,5 (1 : 2) x 0,4 (40%) = 1

> Die *inspiratorische Sauerstoffkonzentration* soll *so hoch wie erforderlich und so gering wie möglich* gewählt werden. Die Erhöhung der inspiratorischen Sauerstoffkonzentration muß stets als eine symptomatische Substitutionstherapie verstanden werden.

Inspiratorische Sauerstoffkonzentrationen > 0,5–0,6 über einen längeren Zeitraum (Tage) können folgende aggravierende Nebenwirkungen haben (*"O_2-Toxizität"*):

- Ausbildung von Resorptionsatelektasen
  (O_2 wird im Gegensatz zu Stickstoff schneller resorbiert)
- Depression der mukoziliaren Clearance
- Zerstörung von Surfactant
- Vermehrte Bildung von Sauerstoffradikalen
- Aktivierung von Makrophagen mit Freiwerden von Chemotaxin und konsekutiver Granulozyteneinschwemmung in die Lunge

Beatmung mit erhöhtem endexspiratorischem Druck (PEEP = Positive Endexspiratory Pressure)

Man läßt den Patienten nicht mehr bis zum Druckausgleich Null ausatmen, sondern man erhält einen im Vergleich zum atmosphärischem Druck positiven Druck innerhalb der Atemwege am Ende der Exspiration aufrecht. Dieser Druck ist auch während der exspiratorischen Pause wirksam, so daß während des gesamten Atemzyklus ein positiver Druck in den Lungen herrscht (Abb. 41).

Der Begriff PEEP wird meistens nur bei der maschinellen Beatmung verwendet. Spontanatmung mit kontinuierlich erhöhtem positivem Atemwegsdruck wird als CPAP (= Continuous Positive Airway Pressure) bezeichnet.

Die Höhe des PEEP läßt sich am Respirator einstellen und am Beatmungsmanometer bzw. am Display kontrollieren: Der Manometerzeiger geht bei PEEP-Beatmung während der Exspiration nicht auf Null zurück, sondern bleibt beim eingestellten PEEP-Wert stehen.

In der Praxis werden meistens PEEP-Werte zwischen 5–15 mbar angewendet.

Die Wirkung von PEEP ist bei etwa 15 mbar maximal ausgeschöpft. Jenseits von 15 mbar vergrößert sich der Alveolardurchmesser mit steigenden PEEP-Werten nicht mehr. Das Alveolargewebe ist bei höheren Drücken offensichtlich nicht weiter dehnbar. Bei höheren PEEP-Werten droht somit die Gefahr einer Überdehnung (*"overdistension"*) mit der Gefahr der Alveolarruptur. Barotraumata können die Folge sein. Die Inzidenz beginnt bei PEEP-Werten von 15–20 mbar. Diese Beobachtung korreliert gut mit der geschilderten Volumenzunahme der Alveolen, die bei 15 mbar maximal ausgeschöpft ist (10).

Wirkungen von PEEP:

Anstieg des PaO_2 durch

- Vergrößerung der funktionellen Residualkapazität (FRC) (Vergrößerung der Gasaustauschfläche)

- Wiedereröffnung atelektatischer Lungenbezirke (*"alveolar recruitment"*)

- Verminderung des intrapulmonalen Rechts-Links-Shunts

- Vermeidung des endexspiratorischen Alveolarkollapses

- Verbesserung des Ventilations-/Perfusionsverhältnisses

> PEEP opens up the lungs and keeps the lungs open.

Nebenwirkungen von PEEP:

- Abfall des Herzminutenvolumens
  durch Verminderung des venösen Rückstroms
  als Folge des erhöhten intrathorakalen Druckes
- Abnahme der Nieren- Leber- Splanchnikusdurchblutung
- Anstieg des intrakraniellen Druckes (verminderter venöser Abstrom aus den Jugularvenen)

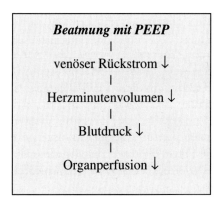

Der PEEP sollte so gewählt werden, daß ein ausreichendes Sauerstoffangebot bei einer inspiratorischen Sauerstoffkonzentration von nicht über 60% erzielt wird (10). Bei schwerer pulmonaler Gasaustauschstörung ist oft trotz "optimaler PEEP-Einstellung" eine höhere inspiratorische Sauerstoffkonzentration erforderlich. Der individuelle PEEP-Wert muß in regelmäßigen zeitlichen Abständen neu ermittelt werden. Hierzu hat sich bewährt, den PEEP in Stufen von 2 mbar zu variieren und die Effekte dieser Änderung auf den pulmonalen Gasaustausch zu prüfen *("Titration des PEEP-Wertes")*.

Dem Abfall des HZV unter PEEP-Beatmung kann entgegengesteuert werden:
Durch Gabe von *Volumen* kann der venöse Rückstrom zum Herzen erhöht werden, wodurch das HZV wieder ansteigt (Frank-Starling-

Mechanismus). Sollte dies nicht ausreichen, kann durch die Gabe von *Dobutamin* (Dobutrex®) in einer Dosierung von 5–10 µg/kg/min das HZV zusätzlich verbessert werden. Durch die Gabe von *Dopamin* in Nierendosis (2–4 µg/kg/min) wird die renale Durchblutung und damit die Diurese gesteigert.

PEEP wird nach Wirkung in kleinen Stufen erhöht und sollte auch genauso in Stufen wieder erniedrigt werden. Jede Reduktion des PEEP-Wertes beinhaltet die Gefahr des erneuten Auftretens einer Hypoxämie bei nur partieller Ausheilung der pulmonalen Pathologie.

PEEP sollte daher nur dann reduziert werden, wenn bei einer FIO_2 < 0,5 ein adäquater pulmonaler Gasaustausch vorliegt.

Bei abrupter Beendigung einer PEEP-Therapie können Pleuraergüsse auftreten.

Ursächlich kommen hierfür Adaptationsvorgänge des pulmonalen Lymphsystems in Frage, die durch den abnehmenden intrapleuralen Druck beim Absetzen des PEEP eine vermehrte Extravasation zur Folge haben.

Nach schrittweiser Reduktion des PEEP-Wertes kann eine Extubation des Patienten ohne weiteres mit einem PEEP von 3–5 mbar vorgenommen werden, da durch den Glottisschluß ein *physiologischer PEEP* in gleicher Höhe aufrechterhalten wird.

Seufzer-Beatmung

Die Ausstattung von Intensivrespiratoren mit Seufzerfunktion beruht auf überholten Beatmungskonzepten, ausgehend vom sogenannten physiologischen Seufzer (*"deep sigh"* = periodisch unwillkürlich tiefe Atemzüge), welcher beim Lungengesunden etwa 8–10 mal/Stunde stattfindet und normalerweise endexspiratorisch kollabierte Alveolen wieder eröffnet.

Die Überlegung der Seufzer-Beatmung bestand darin,

- die Monotonie der kontrollierten Beatmung zu unterbrechen und
- kollabierte Lungenbereiche zu öffnen bzw. "langsame" Alveolen offen zu halten.

Verengte Bronchiolen haben wegen ihres kleinen Durchmessers eine hohe Resistance und damit eine große Zeitkonstante ($\tau = R \times C$). Um solche Alveolen mit großer Zeitkonstante zu öffnen, ist über eine längere Zeit ein erhöhter Druck erforderlich. In der Alltagssprache benutzt man den Begriff Seufzer oft als Synonym für "ein großes Volumen einzuatmen". Wesentlich jedoch ist es beim Seufzen, die Lunge lange in geblähtem Zustand zu halten. Dies wird am Respirator durch einen *"intermittierenden PEEP"* erreicht, welcher in einem periodischen Zeitintervall von 3 Minuten über zwei Atemzyklen aufrechterhalten wird (Abb. 41).

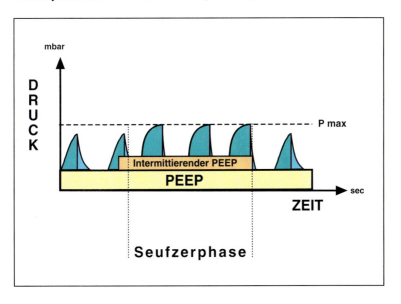

Abb. 41. PEEP und intermittierender PEEP.

Bei manchen Respiratoren wird die Seufzerfunktion durch eine Erhöhung des Beatmungshubes (Applikation großer Tidalvolumina) realisiert, wobei infolge der kurzen verfügbaren Zeit die Füllung der "langsamen" Alveolen nur unwesentlich verbessert wird.

Um ein Überblähen der Lunge zu vermeiden, können die Druckspitzen während der Seufzerphase mit der Drucklimitierung begrenzt werden, ohne die Wirksamkeit der Seufzerfunktion zu mindern.

In der modernen Beatmungstherapie besteht *keine Indikation* zur *Seufzerbeatmung*, da andere Maßnahmen wie PEEP/CPAP, BIPAP, APRV, IRV die pathophysiologischen Veränderungen der erkrankten Lunge besser berücksichtigen.

Inversed-Ratio-Ventilation (IRV)

Der Mensch atmet üblicherweise in einer kürzeren Zeit ein als aus, nämlich etwa im Verhältnis 1 : 2. Bei der Inversed-Ratio-Ventilation dreht man das Atemzeitverhältnis schrittweise um.

Wirkprinzip der IRV (Abb. 42):

Durch Umkehr des Atemzeitverhältnisses kommt es
1) zu einer Verlängerung der Inspirationszeit
2) zu einer Verkürzung der Exspirationszeit.

Die **Verlängerung der Inspirationszeit** bewirkt:

* Reduzierung des inspiratorischen Flows bei vorgegebenem Atemhubvolumen (Volumenkonstanz) mit konsekutiver
* Abnahme des Beatmungsspitzendruckes, wobei der Atemwegsmitteldruck ansteigt.
* Bessere Belüftung "langsamer" Lungenkompartimente durch niedrigeren inspiratorischen Flow.

Es steht mehr Zeit zur Verfügung, um einen gleichmäßigen endinspiratorischen Druck in allen Lungenkompartimenten zu erreichen.

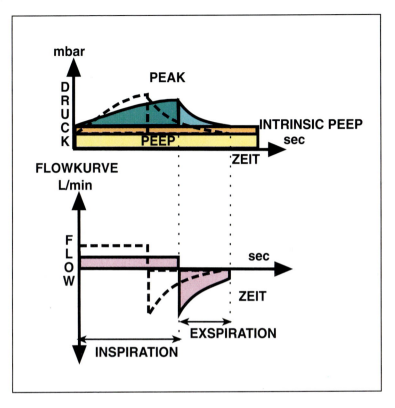

Abb. 42. Inversed-Ratio-Ventilation.

Die **Verkürzung der Exspirationszeit** bewirkt:

- Aufbau eines regional unterschiedlich hohen *"Intrinsic PEEP"* (= *"Auto-PEEP"* oder *"Dynamischer PEEP"*) in den langsamen Lungenkompartimenten, da nicht das ganze Atemhubvolumen bis zum Ende der Exspirationszeit (Respirator ist zeitgesteuert!) ausgeatmet werden kann. Es besteht ein *endexspiratorischer Restflow* (= *"Air trapping"*), der sich am Flow-Zeit-Diagramm darstellt.

- Durch den Intrinsic-PEEP (= Restdruck) wird während der Exspiration ein endexspiratorischer Alveolarkollaps in den langsamen Lungenkompartimenten vermieden. *Folge:*
- Zunahme der funktionellen Residualkapazität durch *"alveolar recruitment"* (Vergrößerung der Gasaustauschfläche) mit konsekutiver
- Abnahme des intrapulmonalen Rechts-Links-Shunts.

⇒ *Effekt* der IRV-Beatmung:
- Verbesserung der Oxygenierung (Anstieg des PaO_2 ↑) durch
- Verbesserung des Ventilations-/Perfusionsverhältnisses.

Die unter IRV verbesserte Oxygenierung entsteht durch verbesserte regionale Belüftung vor allem geschädigter Alveolarbezirke. Während der Inspiration ist eine bessere Verteilung des Atemgases durch den langsamen Inspirationsflow möglich, d.h. es kommt zu einer besseren Belüftung "langsamer" Alveolarkompartimente, deren vorgeschaltete Atemwege verengt sind.

Weiters wird durch die kurze Exspirationszeit ein regional unterschiedlich hoher *"Intrinsic PEEP"* (=*"Auto-PEEP"* oder *"Dynamischer PEEP"*) aufgebaut, da nicht das ganze Atemhubvolumen bis zum Einsetzen des nächsten Beatmungszyklus ausgeatmet werden kann. Durch den Intrinsic-PEEP wird während der Exspiration ein endexspiratorischer Alveolarkollaps der langsamen Lungenkompartimente vermieden. Es resultiert eine Zunahme der funktionellen Residualkapazität (Vergrößerung der Gasaustauschfläche) mit Abnahme des intrapulmonalen Rechts-Links-Shunts (2,23,46).

> Eine IRV-Einstellung mit vollständiger endexspiratorischer Entleerung (kein Restflow am Display) ist nur bedingt wirksam.

> IRV darf nicht als PEEP-Ersatz angesehen werden.

Erklärung: Die schnellen Kompartimente, die sich unter IRV fast vollständig entleeren, benötigen zu ihrer Stabilisierung ebenfalls einen entsprechenden endexspiratorischen Druck, der durch Einstellung eines externen PEEP sichergestellt werden muß. Dieser am Respirator eingestellte externe PEEP legt den niedrigsten in der Lunge auftretenden endexspiratorischen Druck fest, und wird vor allem in den am wenigsten geschädigten Lungenarealen wirksam (2).

> In den geschädigten Lungenkompartimenten addiert sich der externe PEEP zum Intrinsic PEEP dazu.

Im Vergleich zu einer Beatmung mit PEEP ist unter IRV eine verminderte Totraumventilation zu beobachten, da PEEP gleichmäßig auf die ganze Lunge wirkt und somit zu einer Überblähung "gesunder" Alveolarbezirke mit konsekutiver Abnahme der Kapillardurchblutung ($\dot{Q}$) durch Kompression führen kann (Abb. 43, 44).

Die *Nebenwirkungen* von IRV sind mit denen einer PEEP-Beatmung vergleichbar.

Die IRV-Beatmung kann sowohl druckkonstant (*PC-IRV*) als auch volumenkonstant (= flußkonstant) (*VC-IRV*) erfolgen.
Die Wahl des richtigen I : E-Verhältnisses muß unter engmaschiger Kontrolle der Beatmungsdrucke und der exspiratorischen Flußkurve erfolgen. In der klinischen Praxis werden Werte zwischen 1,5 : 1 und 3 : 1 gewählt.

Bei *PC-IRV*, also bei konstantem Inspirationsdruck, reduziert sich das Atemminutenvolumen um 10–15%, da aufgrund der unvollständigen Exspiration der langsamen Kompartimente der endexspiratorische intrapulmonale Druck ansteigt. Durch die Drucklimitierung wird jedoch ein unkontrolliertes "Aufschaukeln" des Intrinsic PEEP auch bei einer Erhöhung des Ausatemwiderstandes vermieden, da in der darauffolgenden Inspiration ein geringeres Atemhubvolumen appliziert wird. Daher müssen bei PC-IRV stets enge Alarmgrenzen für das AMV eingestellt werden (2,46).

Zahlenbeispiel: Werden vom Patienten aufgrund einer Resistance-Erhöhung um angenommen 100 ml weniger Atemgas ausgeatmet, werden bei der darauffolgenden Inspiration aufgrund der Drucklimitierung auch um 100 ml weniger Atemhubvolumen appliziert.

Bei *VC-IRV* führt eine Erhöhung des Ausatemwiderstandes ebenfalls zu einem Ansteigen des Intrinsic PEEP. Um das Atemhubvolumen konstant zu halten, muß in der darauffolgenden Inspiration mit einem erhöhten Beatmungsdruck (Zunahme von Spitzendruck und Plateaudruck) beatmet werden. Die Folge ist ein *"Aufschaukeln" des Intrinsic PEEP* durch die sich addierenden Restvolumina. Die Gefahr der Lungenüberblähung und des Barotraumas ist gegeben. Daher ist eine knappe Einstellung der Druckbegrenzung bei dieser Beatmungsform unerläßlich (2, 46).

Der Vorteil der volumenkonstanten Beatmung besteht in der gleichbleibenden Ventilation auch bei wechselnder Lungenmechanik.

Zahlenbeispiel: Werden vom Patienten aufgrund einer Resistance-Erhöhung um angenommen 100 ml weniger Atemgas ausgeatmet, wird bei der darauffolgenden Inspiration trotzdem das gleiche Atemhubvolumen appliziert, jedoch mit einem höheren Beatmungsdruck.

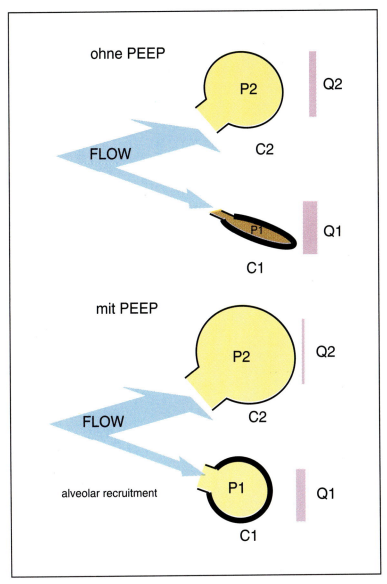

Abb. 43. Effekt von PEEP auf inhomogen belüftete Alveolarkompartimente.

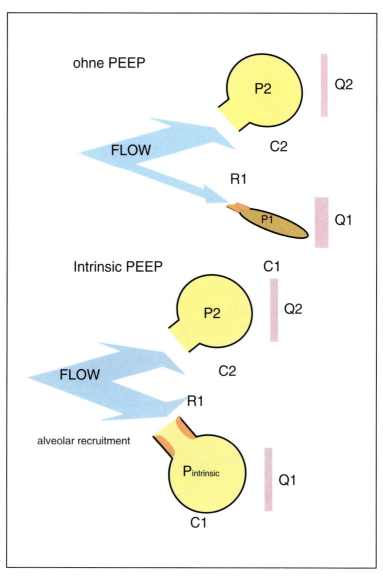

Abb. 44. Effekt von "Inversed-Ratio-Ventilation" auf inhomogen belüftete Alveolarkompartimente.

Meßmanöver Intrinsic PEEP

Der Respirator hält während einer kompletten maschinellen Inspirationsphase das Inspirationsventil und das Exspirationsventil geschlossen, so daß weder Inspirationsgas in das Beatmungssystem fließen kann, noch Gas aus dem Beatmungssystem entweichen kann. Im Verlauf dieser Verschlußzeit findet ein Druckausgleich zwischen der Lunge und dem Beatmungssystem statt, der Respirator mißt diesen Druckverlauf.

Der Anfangswert entspricht dem PEEP, der Wert zu Ende der Verschlußzeit ist der *Gesamt-PEEP* (= *effektiver PEEP*) (Abb. 45).

Nach Ablauf der Inspirationsphase öffnet der Respirator das Exspirationsventil und mißt den Exspirationsflow, der durch den Intrinsic PEEP generiert wird. Die Lunge wird dabei bis auf PEEP entlastet.

Der integrierte Flow entspricht dem durch den Intrinsic PEEP in der Lunge gefangenem Volumen (V*trap* = *trapped volume*).

Der Intrinsic PEEP errechnet sich aus der Differenz Gesamt-PEEP (= effektiver PEEP) minus dem am Respirator eingestellten PEEP.

Intrinsic PEEP = Gesamt-PEEP – eingestellter PEEP

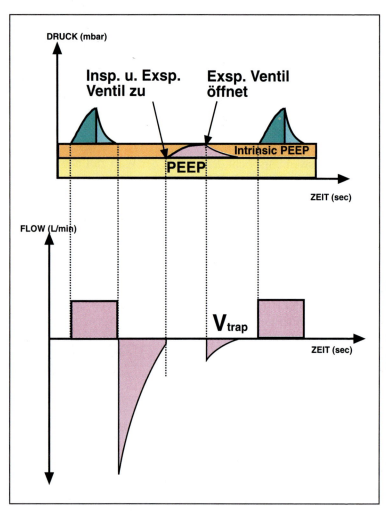

Abb. 45. Meßmanöver Intrinsic PEEP.

Assistierte Beatmung

Bei der assistierten Beatmung liefert der Respirator einen mandatorischen Atemhub, der Patient muß ihn jedoch auslösen. Der Patient ist also in der Lage, eine Einatemanstrengung (=Atemarbeit) aufzubringen und damit einen *Trigger* auszulösen; er wird somit *synchron* zu seiner spontanen Einatemanstrengung beatmet (Abb. 46).

Der *Trigger* reagiert auf den Unterdruck, den der Patient bei Beginn einer Inspiration aufbaut. Bezugspunkt für diesen Unterdruck ist der endexspiratorische Druck. Die Empfindlichkeit des Triggers ist einstellbar und wird durch die Triggerschwelle gekennzeichnet.

Die *Triggerschwelle* ist der Betrag, um den der Druck unter den Bezugsdruck abfallen muß, damit eine Inspiration ausgelöst wird.

> *Faustregel* für die Triggerschwelle:
> 2 mbar unter dem endexspiratorischem Druck.

Bei manchen Intensivrespiratoren ist die Triggerschwelle fix vorgegeben. (z.B. 0,7 mbar unter PEEP).

Die Inspiration erfolgt mit einer gewissen zeitlichen Verzögerung, der *Triggerlatenz.* Die Triggerlatenz ist die Zeit zwischen Erreichen der Triggerschwelle und der Auslösung des maschinellen Atemhubes. Sie soll kürzer als 150 msec sein.

Ist der PEEP gleich Null, so wird die Beatmungsform *S-IPPV* genannt:
S-IPPV = Synchronized Intermittent Positive Pressure Ventilation (synchronisierte Beatmung mit intermittierendem positivem Druck).

Ist der PEEP größer Null, wird die Beatmungsform *S-CPPV* genannt:
S-CPPV = Synchronized Continuous Positive Pressure Ventilation (synchronisierte Beatmung mit kontinuierlichem positivem Druck).

Als assistierte Beatmung wird auch noch die intermittierende manuelle Beatmung eines in Narkose spontan atmenden Patienten über einen Beatmungsbeutel bezeichnet.

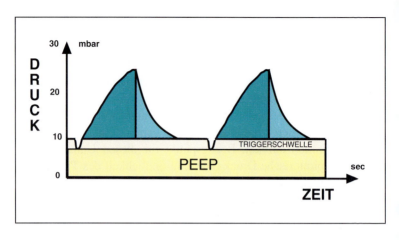

Abb. 46. Assistierte Beatmung.

Intermittierende mandatorische Ventilation (IMV)

IMV ist eine **Mischform** zwischen **Spontanatmung** und **kontrollierter Beatmung**. Der Patient atmet spontan, aber nicht mit ausreichendem Atemminutenvolumen. Das fehlende Volumen wird durch das Beatmungsgerät verabreicht. Dies geschieht, indem zwischendurch ein Beatmungshub von fest vorgegebenem Volumen und Dauer verabreicht wird. Dabei ist die Frequenz des Beatmungsgerätes zwangsläufig kleiner als die Spontanatmungsfrequenz.

Die Abbildung 47 zeigt eine IMV-Beatmung mit einem erhöhten endexspiratorischen Druck. Dieses erhöhte Druckniveau gilt sowohl für die Inspiration als auch für die Exspiration sowohl bei der maschinellen Ventilation als auch bei der Spontanatmung (CPAP).

IMV stellt ein Beatmungsverfahren zur Entwöhnung vom Respirator dar. Da die IMV-Frequenz fest eingestellt wird und die kontrollierte Beatmung automatisch abläuft, hat dieses Verfahren den Nachteil, daß der Patient gegen die Maschine atmen kann, wenn der Respirator gerade eine Inspiration vornimmt und der Patient ausatmen möchte.

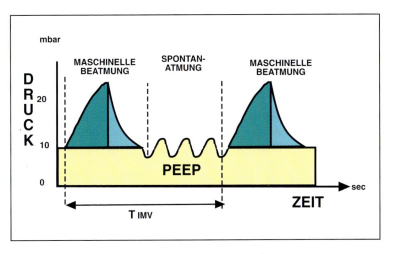

Abb. 47. IMV-Beatmung.

Synchronisierte intermittierende mandatorische Ventilation (SIMV)

Die SIMV-Beatmung ist eine **Mischform** zwischen **Spontanatmung** und **maschineller Beatmung**. Die mandatorischen Beatmungshübe gewährleisten eine gewisse Mindestventilation des Patienten.
Dieses **Mindest-Atemminutenvolumen** wird vorgegeben mit den Einstellgrößen Atemhubvolumen VT und IMV-Frequenz fIMV und ergibt sich aus dem Produkt VT x fIMV.

$$\text{Mindest-Atemminutenvolumen} = VT \times fIMV$$

SIMV unterscheidet sich von IMV durch die zusätzliche Möglichkeit, den Atemhub der Maschine mit dem Atemzug des Patienten zu synchronisieren. Um zu verhindern, daß der maschinelle mandatorische Beatmungshub gerade in der exspiratorischen Spontanatemphase appliziert wird, sorgt eine fein eingestellte **Triggervorrichtung** (variabler *Flowtrigger*) des Respirators dafür, daß innerhalb eines *Erwartungszeitfensters* der mandatorische Beatmungshub patientengesteuert und somit synchronisiert mit der Spontanatmung ausgelöst werden kann. Das Erwartungszeitfenster ist 5 Sekunden lang, bei höheren IMV-Frequenzen kann es sich über die gesamte Spontanatemzeit erstrecken (Abb. 48).

Der maschinelle Atemhub wird also dann ausgelöst, wenn der Patient nach dem Ende der Spontanatemphase innerhalb des Erwartungszeitfensters eine spontane Einatemanstrengung unternimmt und damit den Triggerimpuls auslöst.

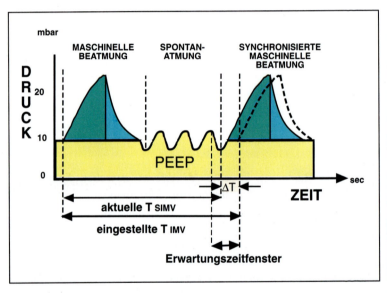

Abb. 48. SIMV-Beatmung.

Neben der Anzahl der mandatorischen Beatmungshübe kann bei modernen Intensivrespiratoren auch das Beatmungsmuster des mandatorischen Beatmungshubes über die Einstellgrößen VT, IPPV-Frequenz, inspiratorischer Flow und I : E-Verhältnis variiert werden, wobei IPPV-Frequenz und I : E-Verhältnis die *Dauer des mandatorischen Beatmungshubes* bestimmen.

Die SIMV-Beatmungshübe können volumen- oder druckkontrolliert appliziert werden (*SIMV-Volume Controlled, SIMV-Pressure Controlled*).

Da die Synchronisation des mandatorischen Beatmungshubes die wirksame SIMV-Zeit verkürzt und somit die wirksame IMV-Frequenz unerwünscht erhöhen würde, verlängern moderne Respiratoren die nachfolgende Spontanatemzeit um die fehlende Zeitdifferenz ΔT, eine SIMV-Frequenzerhöhung wird damit vermieden. Der, neben VT, für die Mindestventilation verantwortliche Faktor *fIMV bleibt konstant.*

Wenn der Patient zu Beginn des Erwartungsfensters ein wesentliches Volumen eingeatmet hat, reduziert der Respirator den folgenden mandatorischen Beatmungshub, indem er die Zeit für die inspiratorische Flowphase und die Inspirationszeit verkürzt. Damit bleibt der andere für die Mindestventilation verantwortliche Faktor, das *Atemhubvolumen VT, konstant.*

Die Beatmungsform SIMV hat sich als wirksames Mittel zur Entwöhnung von Langzeit-Beatmungspatienten bewährt. Im Zuge der Entwöhnung wird am Beatmungsgerät die SIMV-Frequenz weiter reduziert und damit werden die Pausenzeiten verlängert, bis schließlich das erforderliche Minutenvolumen ganz durch die Spontanatmung gedeckt wird.

In den Spontanatemphasen kann der Patient mit ASB druckunterstützt werden (*SIMV + Pressure Support*).

SIMV wurde früher auch zur Langzeitbeatmung eingesetzt, da sie bei einem geringeren Beatmungsmitteldruck zu einer niedrigeren Kreislaufbelastung führt. Außerdem bleibt der Spontanatemantrieb des Patienten weitestgehend erhalten, so daß eine Gewöhnung an den Respirator in geringerem Maße als bei der kontrollierten Beatmung auftritt. Die Grundidee von SIMV besteht darin, daß der Patient im wesentlichen spontan atmet, und daß der Respirator mit einer sehr niedrigen Sicherheitsfrequenz maschinelle Beatmungshübe abgibt. Damit ist eine Mindestventilation gewährleistet.

MMV – Mandatorische Minutenvolumen-Ventilation

Auch MMV ist ähnlich wie IMV und SIMV eine *Kombination* von *Spontanatmung* und *maschineller Beatmung*. Im Gegensatz zu SIMV werden die mandatorischen Beatmungshübe nur dann appliziert, wenn eine zu geringe Ventilation droht, d.h. nicht die Zeit (= die vorgegebene SIMV-Frequenz) ist das Kriterium für den maschinellen Beatmungshub, sondern ein vorgegebenes *Mindest-Atemminutenvolumen*.

Die Häufigkeit der mandatorischen Beatmungshübe paßt sich an die Spontanatmung des Patienten an. Bei ausreichender Spontanatmung unterbleiben die mandatorischen Beatmungshübe. Das Gerät arbeitet, als wäre es auf die Betriebsart CPAP eingestellt. Ist die Spontanatmung nicht ausreichend, werden zwischendurch mandatorische Beatmungshübe mit dem eingestellten Atemhubvolumen VT appliziert.

Fehlt die Spontanatmung völlig, werden die mandatorischen Beatmungshübe mit der eingestellten SIMV-Frequenz appliziert, und der Patient wird auf diese Weise mit vorgegebener Mindestventilation beatmet.

Die *Mindestventilation* wird vorgegeben mit den beiden Einstellgrößen Atemhubvolumen VT und SIMV-Frequenz fIMV und ergibt sich aus dem Produkt VT x fIMV.

Das Funktionsprinzip von MMV besteht also darin, daß der Respirator kontinuierlich das aktuell geatmete Atemminutenvolumen mißt und es mit dem Soll-Atemminutenvolumen vergleicht. Ist die Differenz zwischen dem *Ist-Wert* und dem *Soll-Wert* größer als die eingestellte Mindestventilation, so erfolgt ein mandatorischer Beatmungshub innerhalb der Zeitdauer eines SIMV-Zyklus.

Inspirationsassistenz = Assisted Spontaneous Breathing (ASB)

Synonyma:
IFA = Inspiratory Flow Assistance
IPS = Inspiratory Pressure Support

ASB kann als *assistierte, druckunterstützte, flowgesteuerte Atemhilfe* definiert werden.

Diese Atemhilfe verbindet die Vorteile der druckkontrollierten Beatmung mit der Spontanatmung.

Ähnlich, wie der Anästhesist die wiedereinsetzende Spontanatmung des Patienten am Beatmungsbeutel fühlt und manuell unterstützt, kann das Gerät eine insuffiziente Spontanatmung unterstützen, indem nach Beginn einer spontanen Inspiration das Druckniveau im Respirator auf einen höheren Wert angehoben wird (z.b. 20 mbar) (Abb. 49). Die absolute Druckunterstützung errechnet sich demnach aus der Differenz Referenzdruck (=ASB-Druck) minus PEEP.

Bei einigen Intensivrespiratoren wird die Druckunterstützung bereits in mbar *über* PEEP-Niveau angegeben. Diese gerätespezifischen Unterschiede sind bei der Anwendung von ASB zu beachten.

Das Gerät übernimmt partiell die Einatemarbeit, der Patient steuert die Atemfrequenz und das Atemhubvolumen. Insbesondere hilft ASB die Strömungswiderstände des Trachealtubus und des Schlauchsystems zu überwinden.

Zur Überwindung der Strömungswiderstände des Trachealtubus und der Schlauchsysteme ist eine Druckunterstützung von 5 bis 10 mbar notwendig.

ASB kann auch über eine dichtsitzende Maske appliziert werden.

Der Patient leitet die Druckunterstützung ein,

- wenn der spontane Inspirationsflow den eingestellten Wert des *Flowtriggers* erreicht (einstellbar zwischen 1–15 l/min) oder
- wenn das spontan eingeatmete Volumen 25 ml übersteigt.

Je höher die inspiratorische Druckunterstützung eingestellt ist (meistens zwischen 15–25 mbar), desto mehr Gas strömt zum Patienten. Die *Druckdifferenz* zwischen eingestelltem Referenzdruck am Respirator und Atemwegsdruck bewirkt den Inspirationsflow.

Da also der Druck konstant ist (z. B. 20 mbar), nimmt der Flow ab, je mehr die Lungen gefüllt werden (*"dezelerierender Flow"*) (Abb. 49).

Die Höhe der Druckunterstützung, die ein Patient gerade benötigt, muß unter Berücksichtigung der Atemfrequenz, des Atemhubvolumens und des Gasaustausches (PaO_2 und $PaCO_2$) erfolgen.

ASB wird beendet,
- wenn der Inspirationsflow auf 0 zurückgeht, d.h. wenn der Patient aktiv ausatmet oder
- wenn der Inspirationsflow 25% des Maximalflows unterschritten hat (*Flowsteuerung* bewirkt die Öffnung des Exspirationsventils).
- spätestens nach 4 Sekunden, wenn die beiden anderen Kriterien nicht wirksam wurden (z. B. Leckage im Beatmungssystem).

Der Patient bestimmt neben der Atemfrequenz nicht nur den Beginn, sondern auch Verlauf und Volumen des maschinell unterstützten Atemzuges.

Die *Steilheit des Druckanstieges* kann ebenfalls variiert werden, wodurch eine bessere *Adaptation* der Druckunterstützung an die *Spontanatmung* des Patienten erreicht werden kann.

Wird die Druckanstiegsgeschwindigkeit (= Zeit bis zum Erreichen des Druckplateaus, einstellbar zw. 64 msec und 2 sec) zu gering gewählt, wird das vorgegebene Druckniveau erst spät erreicht, der Patient muß mehr Atemarbeit leisten, seine Atemmuskulatur wird trainiert. Ein zu schneller Druckanstieg bewirkt einen sehr hohen initialen Flow, der dann dazu führt, daß der Atemzug zu früh abgebrochen wird, da das Abbruchkriterium (Unterschreiten von 25% des Spitzenflows) zu früh erreicht wird.

Die Kombination mit PEEP kommt regelmäßig zur Anwendung (z.B. 20/6 mbar).

ASB wird angewendet bei Patienten, die nicht über genügend Muskelkraft verfügen ("pulmonale Pumpschwäche"), z. B. im Rahmen

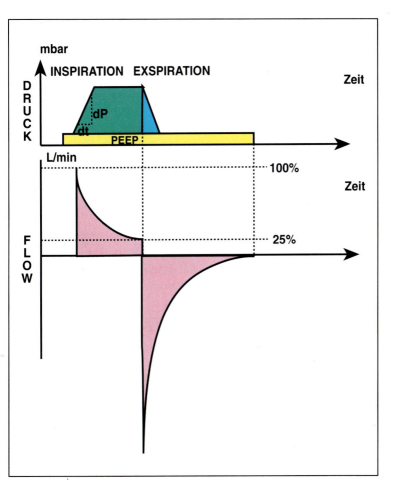

Abb. 49. ASB (= Assisted Spontaneous Breathing).

der Respiratorentwöhnung. ASB hat sich nicht nur im Rahmen des *"Weaning"*, sondern auch als eigenständige Atemhilfe vor allem bei *COPD-Patienten* bewährt.

Der beim tachypnoischen COPD-Patienten auftretende Intrinsic-PEEP kann durch ASB effektiv gesenkt werden. In erster Linie ist dies auf eine die Atemfrequenz vermindernde Wirkung der Atemhilfe zurückzuführen. Die Folge ist eine Verlängerung des Atemzyklus und damit der Exspirationszeit sowie eine Abnahme des O_2-Verbrauches. Weiters kommt die Verkürzung der Inspirationsdauer (*Merke:* Flowsteuerung öffnet bereits bei Unterschreiten von 25% des Spitzenflows das Exspirationventil – Abb. 49) gerade dem COPD-Patienten zugute.

Wenn die Eigenatmung des Patienten wieder zunimmt, d.h. die Abhängigkeit vom Respirator abnimmt, kann auch die Druckunterstützung durch stufenweise Verminderung des inspiratorischen Druckniveaus reduziert werden.

Continuous Positive Airway Pressure (CPAP)

Darunter versteht man eine Form der **Spontanatmung mit einem kontinuierlichen positiven Atemwegsdruck** in allen Phasen des Atemzyklus, d.h. auch während der Inspiration. Der Patient atmet spontan auf einem erhöhten Atemwegsdruck-Niveau. (Abb. 50).

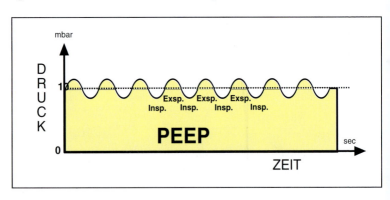

Abb. 50. CPAP (Continuous Positive Airway Pressure).

CPAP kann mittels eines Endotrachealtubus oder über eine dichtsitzende Gesichts- oder Nasenmaske appliziert werden.

Voraussetzung für CPAP-Atmung sind wache, kooperative Patienten mit ausreichender Spontanatmung, d.h. mit suffizienter pulmonaler Pumpfunktion.

CPAP verbessert den Gasaustausch besonders bei Lungenkrankheiten mit ausgeprägter Kollapsneigung der kleinen Atemwege (Bronchiolen) und Alveolen (Atelektasenneigung).
Die Kombination von einer Beatmung mit PEEP intraoperativ und postoperativer CPAP-Therapie hat sich bei der Prophylaxe von Atelektasen besonders gut bewährt.

Wirkprinzip

- Verbesserung der Oxygenierung (Anstieg des PaO_2) durch Erhöhung der funktionellen Residualkapazität
- unter CPAP ist die Atemarbeit vermindert, da der inspiratorische Gasfluß die Einatmung erleichtert
- Verminderung der Kollapsneigung der kleinen Atemwege aufgrund des kontinuierlichen positiven Atemwegsdruckes
- Wiedereröffnung atelektatischer Lungenareale (*"alveolar recruitment"*)
- Verkleinerung des intrapulmonalen Rechts-Links-Shunts
- Verbesserung des Ventilations-/Perfusionsverhältnisses

Indikationen

- posttraumatische (Lungenkontusion) und postoperative (Atelektasen vor allem nach Oberbaucheingriffen) Gasaustauschstörungen
- kardiogenes Lungenödem
- Pneumonien
- Respiratorentwöhnung ("Weaning")
- RDS-Syndrom des Neugeborenen

Nebenwirkungen

- entsprechen denen der PEEP-Beatmung aufgrund des erhöhten intrathorakalen Druckes.

Bei Applikation über Maske:

- Luftansammlung im Gastrointestinaltrakt – Cave bei Operationen an Ösophagus und Magen
- Entwicklung eines Pneumozephalus bei Schädelbasisfraktur

- Konjunktivitis (durch ein Gasleck am Nasenrand)
- Druckläsionen der Gesichtshaut (bei zu straffem Sitz, schlechter Hautdurchblutung)
- Angst- und Beklemmungsgefühl

CPAP-Einrichtungen sind heutzutage Bestandteil eines jeden Respirators. Sie arbeiten im allgemeinen nach dem Demand-Flow-Prinzip. Für isolierte Anwendungen der CPAP-Atmung, bei welchen die sonstigen Möglichkeiten eines Respirators nicht benötigt werden, kommen Geräte zum Einsatz, die nach dem Continuous-Flow-Prinzip arbeiten.

Continuous-Flow-CPAP

Aufbau und Wirkprinzip
Der Aufbau dieser Geräte ist relativ einfach. Die derzeit gebräuchlichen Continuous-Flow-CPAP-Systeme bestehen aus fünf Bauelementen (Abb. 53):

- Frischgasversorgung
- inspiratorischer Schenkel
- exspiratorischer Schenkel
- Atemgasreservoir
- "PEEP-Ventil"

Zur Dosierung des Atemgases und zur Einstellung der Sauerstoffkonzentration wird ein *Meßröhrenmischer* verwendet. Der Flow für Luft und Sauerstoff wird am Meßröhrenmischer eingestellt. Als *PEEP-Ventil* wird im allgemeinen ein mechanisches federbelastetes PEEP-Ventil eingesetzt, das auf den Exspirationsschenkel aufgesteckt wird. Zum Einsatz kommen auch Wasserschlösser, d.h. Rohre, die in ein Wasserrohr eingetaucht werden (Abb. 51). Die Höhe des PEEP-Wertes wird durch die Eintauchtiefe des Rohres in das Wasser bestimmt ($1mbar \cong 1cm\ H_2O$). Zur Überwachung wird der Atemwegsdruck mit einem *Manometer* im

Inspirationsschenkel gemessen. Ein modernes CPAP-System verfügt weiters über ein *Rückschlagventil*, welches die Rückatmung in das Atemgasreservoir verhindert sowie über ein *Sicherheitsventil*, welches den Atemwegsdruck im System begrenzt.

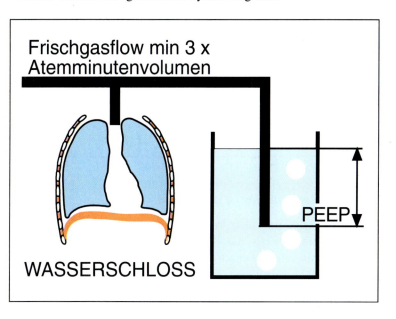

Abb. 51. Wasserschloßsystem zur Generierung von PEEP.

Für die geforderte Konstanthaltung des am PEEP-Ventil eingestellten Atemwegsdruckes ist während der inspiratorischen Flowphase zunächst das *Verhältnis* zwischen dem durch den Patienten erzeugten *inspiratorischen Flow ($\dot{V}insp$)* und dem eingestellten *Frischgas-Flow ($\dot{V}F$)* die maßgebende Kenngröße:

Ist der inspiratorische Flow des Patienten kleiner oder gleich dem eingestellten Frischgas-Flow, dann sinkt der Atemwegsdruck am Y-Stück nur wenig ab. Ist dagegen der inspiratorische Flow ($\dot{V}insp$) größer als der in das System einströmende Frischgas-Flow, dann muß der Patient während der Inspiration zusätzlich Atemgas aus dem Reservoir entnehmen.

- Bei einer idealen CPAP-Anordnung sind die atemphasisch bedingten *Druckschwankungen* gering, sie sind "*geglättet*", der Patient atmet kontinuierlich auf einem erhöhten Druckniveau (in Relation zum atmosphärischen Druck).

- Zur Erzeugung von CPAP muß daher an den Atemwegen des Patienten ein Flow anliegen, der stets größer als der momentane inspiratorische Flow des Patienten ist.

Zur Abdeckung des benötigten inspiratorischen Spitzenflows wird zusätzlich Volumen aus einem *Atemgasreservoir* entnommen.

Zur optimalen Funktion ist zu beachten:

Der *Frischgas-Flow* muß bei CPAP-Systemen je nach Ausführungsform mindestens das 3–4fache des Atemminutenvolumens betragen, um atemphasisch bedingte Druckschwankungen und Rückatmung zu vermeiden.

Zur Glättung der Druckschwankungen kommt dem im Inspirationsschenkel angeordneten Atemgasreservoir besondere Bedeutung zu. Aufgrund der Druck-Volumen-Beziehung, die durch die elastischen Eigenschaften des Reservoirbeutels (= Compliance des Atemgasreservoirs) festgelegt ist, ergibt sich durch die Gasvolumenentnahme eine entsprechende Druckabnahme im Gerätesystem (Abb. 52) (5). Verfügt das Atemgasreservoir (federbelasteter Faltenbalg oder Latexballon) über eine sehr hohe Compliance (ca. 400 ml/mbar) kann eine mehr oder weniger gute Annäherung an die zu fordernde Druckkonstanz am Y-Stück auch mit niedrigeren Frischgas-Flows ($\cong$ 20–30 l/min) erreicht werden (etwa das 2–3fache Atemminutenvolumen). Geräte, die diese Bedingungen erfüllen, werden als Continuous-Flow-CPAP-Systeme, jedoch nicht als High-Flow-CPAP-Systeme bezeichnet.

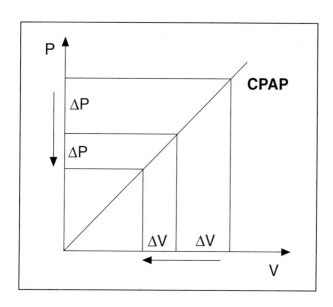

Abb. 52. Druck-Volumen-Diagramm des Atemgasreservoirs.

Zum Ausatemflow des Patienten addiert sich der kontinuierliche Frischgas-Flow. Die Einstellung des Frischgas-Flows soll daher so erfolgen, daß durch den Flow die Ausatemwiderstände während der Exspiration nicht zu groß werden. Zur Überwindung der erhöhten Strömungswiderstände muß vom Patienten zusätzliche Atemarbeit aufgebracht werden.

Bei Verwendung eines Wasserschlosses als PEEP-Ventil, soll die Einstellung des Frischgas-Flows so vorgenommen werden, daß während der Inspiration gerade noch ein Ausperlen von Luft zu erkennen ist.

- Unter CPAP-Atmung ist die inspiratorische *Atemarbeit* vermindert, da der inspiratorische Gasfluß die Atemarbeit erleichtert. Es ist daher unbedingt darauf zu achten, daß der Druck im CPAP-System annähernd konstant bleibt, da die Atemarbeit zur Druckdifferenz proportional ist und somit durch Druckinstabilität steigt.

- Die *Atemarbeit* ist proportional zur Druckamplitude *("pressure swing")*

- *"Pressure swing"* stark in den *positiven* Bereich bedeutet:
  - zu hoher Flow

- *"Pressure swing"* stark in Richtung *negativen* Bereich bedeutet ("Patient zieht sich den PEEP weg"):
  - zu niedriger Flow
  - schlechte Compliance des Reservoirs

Die Schläuche zum Patienten sollen möglichst kurz gehalten werden, um die Gasflußwiderstände zu reduzieren.

Der Reservoirbeutel muß elastisch genug sein und zusätzlich bei Verwendung von "Anästhesiebeuteln" von außen zur Erhöhung der Compliance mechanisch unter Druck (z.B. Gummiring) gesetzt werden, um den inspiratorischen Spitzenflow decken zu können.

Formel zur Berechnung der *inspiratorischen O_2-Konzentration:*

$$FIO_2 = \frac{(\text{Liter/min Luft} \times 0{,}21) + (\text{Liter/min } 02)}{\text{Gesamtliter}}$$

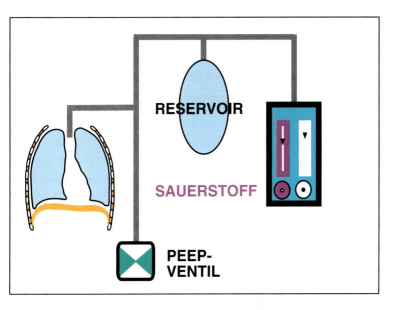

Abb. 53. Continuous-Flow-CPAP Modell.

Demand-Flow-CPAP

Dieses System kommt in allen modernen Respiratoren zum Einsatz. Vom Respirator wird der Druck im Atemsystem gemessen. Sinkt dieser Druck unter das eingestellte CPAP-Niveau, so öffnet ein *Demand-Ventil* und dosiert einen Inspirationsflow in der Höhe, der erforderlich ist, um das eingestellte CPAP-Niveau zu halten. Ist das gewünschte Druckniveau erreicht, so wird kein Gas mehr geliefert, damit wird nur so viel Atemgas verbraucht, wie der Patient tatsächlich atmet (Abb. 54).

Unter einem **Demand-Ventil** versteht man einen Regler, dessen Funktion es ist, gerade soviel Flow zu liefern, daß der Druck am Tubus konstant bleibt.

Während der Exspiration übersteigt der Atemwegsdruck das eingestellte Niveau, das Flow-Ventil wird geschlossen.

Entsprechend der Empfindlichkeit des Flow-Ventils ergeben sich bei den einzelnen Respiratoren deutliche Schwankungen zwischen dem inspiratorischen und exspiratorischen positiven Atemwegsdruck.

Die *Vorteile* des Demand-Flow-CPAP sind der geringere Atemgasverbrauch und die Möglichkeit der exspiratorischen Volumenmessung.

Der *Nachteil* des Demand-Flow-CPAP besteht darin, daß die Triggerung des Inspirationsflows nicht verzögerungsfrei erfolgen kann und der Patient bei jeder Inspiration ineffektive Atemarbeit durch Auslösen des Triggers aufbringen muß.

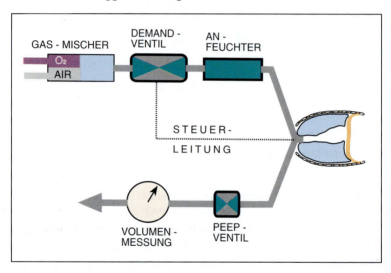

Abb. 54. Funktionsprinzip eines Demand-Flow-CPAP.

Biphasic Positive Airway Pressure (BIPAP)

BIPAP kann als simultane **Mischung** von **Spontanatmung** und **zeitgesteuerter, druckkontrollierter Beatmung** definiert werden (2, 3, 14):

In diesem System wird in einem frei wählbaren Zeitraster zwischen *zwei* einstellbaren *Druckniveaus*, deren Höhe unabhängig voneinander wählbar ist, umgeschaltet. Auf beiden Druckniveaus (Phoch = P1, Pniedrig = P2) ist für den Patienten eine Spontanatmung (CPAP) möglich (*offenes System*).
Der maschinelle Anteil der Ventilation ergibt sich aus der *Volumenverschiebung* beim *Umschalten* zwischen den beiden Atemwegsdrücken *Pniedrig* und *Phoch*. Durch die entstehende Druckdifferenz Δp wird ein Atemgasflow erzeugt (Abb. 55).

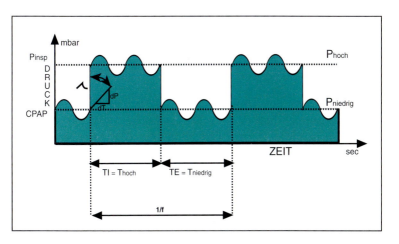

Abb. 55. BIPAP (Biphasic Positive Airway Pressure).

Über die rhythmische Veränderung der funktionellen Residualkapazität (FRC) wird die alveoläre Ventilation verbessert.
Im Rahmen der BIPAP-Beatmung gibt es außer der inspiratorischen O_2-Konzentration nur *4 Einstellgrößen:*
Es sind dies die 2 Referenzdrücke Phoch und Pniedrig (einstellbar zwischen 0–35 mbar) und die zugehörigen Zeiten Thoch=TI und Tniedrig=TE, d.h. die Dauer der Phasen mit höherem und niedrigerem Druck ist beliebig einstellbar.

Die *Beatmungsfrequenz* bildet sich aus TI und TE :

$$AF = \frac{60}{(TI + TE)}$$

Je nach Respiratorsoftware wird die Beatmungsfrequenz direkt über den Frequenzschalter f oder durch Eingeben der Phasenzeiten Thoch und Tniedrig bestimmt.

Das applizierte *Atemzugvolumen* ist abhängig von der Druckdifferenz Δp (Phoch = Pinsp – Pniedrig = PEEP) und den atemmechanischen Größen Compliance C und Resistance R.

$$VT = (Phoch - Pniedrig) \times C$$

Ein Vergrößern der Druckdifferenz Δp bewirkt einen höheren BIPAP-Beatmungshub (VT ↑). Da der Freiheitsgrad das Atemvolumen ist, ist auf eine enge Einstellung der Alarmgrenzen für das Atemminutenvolumen zu achten.

Das Atemhubvolumen VT ist immer von der Druckdifferenz Δp (Phoch – Pniedrig) abhängig.

Die Steilheit des Druckanstieges kann ebenfalls variiert werden. Die wirksame Zeit für den Druckanstieg kann nicht größer als die eingestellte Inspirationszeit TI (= Thoch) werden.

Das Besondere an BIPAP ist, daß der Patient *zu jedem Zeitpunkt des Atemzyklus*, d.h. sowohl auf dem unteren als auch auf dem oberen Druckniveau *spontan atmen* kann, da das *Exspirationsventil* bereits auf ein geringes Ansteigen des Atemwegsdruckes über einen *Regelmechanismus* gerade soviel Atemgas freigibt, wie für einen konstanten Atemwegsdruck notwendig ist.
Vereinfacht kann man BIPAP auch als ein Spontanatemverfahren auf zwei unterschiedlichen CPAP-Druckniveaus betrachten. Fehlt

die Spontanatmung, verbleibt eine zeitgesteuerte, druckkontrollierte Beatmung.

Je nach Spontanatembeteiligung des Patienten können unterschieden werden (2, 14) (Abb. 56 a–d):

- CMV-BIPAP: keine Spontanatmung, der Patient wird durch Umschaltung auf das obere Druckniveau druckkontrolliert, zeitgesteuert beatmet.

- IMV-BIPAP: Spontanatmung auf dem unteren Druckniveau.

- GENUINER-BIPAP ("echter" BIPAP): Spontanatmung auf beiden Druckniveaus.

Besonders auffallend ist die bei dieser Atemhilfe erreichbare große Volumenverschiebung mit relativ geringen BIPAP-Druckamplituden.

Durch den zeitlich gesteuerten Druckwechsel wird eine kontrollierte Beatmung erreicht, die der druckkontrollierten Beatmung PCV entspricht. Die ständige Möglichkeit der Spontanatmung erlaubt jedoch einen fließenden Übergang von kontrollierter Beatmung über die Entwöhnungsphase bis hin zur völligen Spontanatmunug, *ohne* die Beatmungsform wechseln zu müssen. Damit nähert sich BIPAP einem der Ziele der modernen Beatmungstherapie, nämlich der Reduzierung der zahlreichen Beatmungsmodi, die heute im Verlauf einer Beatmungstherapie angewendet werden (2, 14).

BIPAP
(universaler Beatmungsmodus)

Kontrollierte Beatmung
$\updownarrow$
augmentierende Beatmung
$\updownarrow$
Spontanatmung

Weaning: kontinuierlicher Prozeß

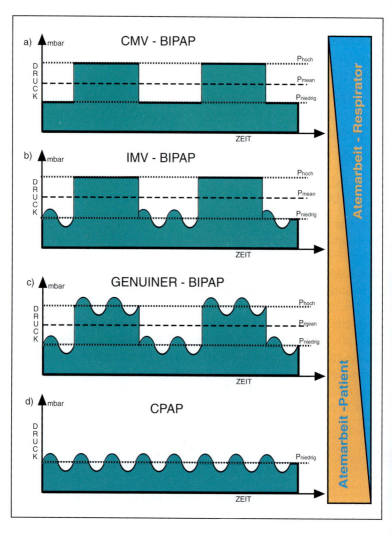

Abb. 56.
a) CMV-BIPAP: keine Spontanatmung
b) IMV-BIPAP: Spontanatmung auf dem unteren Druckniveau
c) GENUINER-BIPAP: Spontanatmung auf beiden Druckniveaus
d) CPAP: vollständige Angleichung der beiden Druckniveaus

Zur guten Adaptation an das Spontanatemverhalten des Patienten werden die *Druckwechsel* sowohl vom unteren auf das obere Druckniveau als auch der vom oberen auf das untere Druckniveau mit der Spontanatmung des Patienten *synchronisiert*.

Der Druckwechsel vom unteren auf das obere Druckniveau wird mit einem *Flowtrigger* (einstellbar zw. 1–15 l/min) innerhalb eines *Triggerzeitfenster* mit fester zeitlicher Lage (25% der Phasenzeit) ausgelöst. Kommt es innerhalb dieses Zeitfensters zu keiner Spontanatmung, schaltet der Respirator am Ende des Zeitfensters auf das obere Druckniveau. Der Wechsel vom oberen auf das untere Druckniveau erfolgt bei beginnender Ausatmung des Patienten, wenn der Inspirationsflow auf Null abgefallen ist.

Die initiale Einstellung des BIPAP-Beatmungsmusters kann in Abhängigkeit von der geschätzten Compliance folgendermaßen vorgenommen werden:

Initiale Respiratoreinstellung bei BIPAP-Beatmung:

- unteres Druckniveau (PEEP): 6–8 mbar
- oberes Druckniveau (Phoch): 12–15 mbar über PEEP (etwa 20–22 mbar)
- Zeit oberes Niveau (TI): 2 Sekunden
- Zeit unteres Niveau (TE): 4 Sekunden
- FIO_2 so hoch, daß PaO_2 im Normbereich

Wird ein Patient z.B. zur postoperativen Nachbeatmung auf die Intensivstation verlegt, so gelten für die initiale Druckeinstellung folgende Richtlinien (Abb. 57):

Der Plateaudruck der CPPV-Beatmung wird zum oberen Druckniveau, das untere Druckniveau entspricht dem PEEP-Wert (14). Bei einer initialen Atemfrequenz von 10/min und einem I : E-Verhältnis von 1 : 2 beträgt die Zeit für das obere Druckniveau 2 Sekunden, für das untere Druckniveau 4 Sekunden.

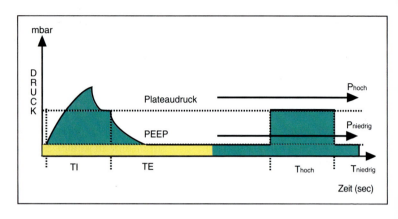

Abb. 57. Umstellung von CPPV auf BIPAP.

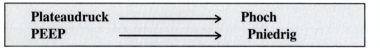

Anhand der Blutgasanalyse wird das Beatmungsmuster modifiziert:

Ist der **PaO_2** niedrig, kann die **Oxygenierung** durch folgende Maßnahmen verbessert werden:
- **Gleichgerichtete Erhöhung** des **unteren Druckniveaus (PEEP)** und des oberen Druckniveaus (Δp bleibt gleich, daher keine Änderung der Ventilation).
- **Gegensinnige Veränderung** der **Phasenzeiten** (z. B. TI = 3sec, TE = 3sec) und in Abhängigkeit vom weiteren pulmonalen Gasaustausch schrittweiser **Übergang auf Inversed Ratio BIPAP** (s. u.).
- Diese Maßnahmen führen zu einer Erhöhung des Atemwegsmitteldruckes mit Zunahme der funktionellen Residualkapazität (FRC).
- Erhöhung der **FIO_2** als symptomatische Therapiemaßnahme.

Ist der **PaCO₂** erhöht oder erniedrigt, wird die **Ventilation** durch folgende Maßnahmen korrigiert:

- **PaCO₂ erniedrigt (Hyperventilation):** ⇒ **Reduktion des oberen Druckniveaus**
- **PaCO₂ erhöht (Hypoventilation):** ⇒ **Erhöhung des oberen Druckniveaus**

⇒ **Erhöhung der Atemfrequenz** durch gleichgerichtete Verkürzung der Phasenzeiten.

Das **obere Druckniveau** sollte **unterhalb des oberen "inflection point"** der Druck-Volumen-Kurve liegen, da ansonsten der funktionelle Totraum vergrößert wird.
Daher: Plateaudruckwerte ≤ 30 mbar anstreben.

Ähnlich dem I : E-Verhältnis bei kontrollierter Beatmung wird aus der Dauer der beiden Phasen (TI und TE) das *Phasenzeitverhältnis* bestimmt:

$$PhTR = I : E = TI : TE$$

Entsprechend dem Phasenzeitverhältnis (PhTR) beider Druckniveaus ist es daher möglich, ein *"Inversed Ratio-BIPAP" (IR-BIPAP)* zu erzeugen (Abb. 58).

BIPAP ermöglicht also die Vorteile von Inversed-Ratio-Ventilation (IRV) und Spontanatmung zu vereinigen. Spontanatmung kann trotz hoher Beatmungsinvasität aufrecht erhalten werden. Es bietet sich daher die Möglichkeit an, schrittweise von IRV auf Spontanatmung überzugehen. Üblicherweise setzt die Spontanatmung des Patienten während des niedrigen Druckniveaus ein.

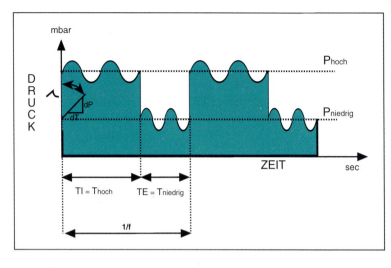

Abb. 58. Inversed-Ratio-BIPAP.

In rezenten klinischen Studien konnte gezeigt werden, daß die *Spontanatmung* auf dem *oberen Druckniveau* (spontane Inspirationen zwischen 50–150ml) unter BIPAP-Beatmung bei ARDS-Patienten mit hoher Beatmungsinvasivität zu einer Verbesserung des pulmonalen Gasaustausches führt (26).

Ursachen:
- Wegfall des anatomischen Totraumes, da der Patient beim ersten Atemzug auf dem oberen Druckniveau Frischgas einatmet.
- Verbesserung des Ventilations-/Perfusionsverhältnisses zu den dystelektatischen Lungenkompartimenten durch aktive Zwerchfellkontraktion.

Die *Entwöhnung* erfolgt durch Annäherung der beiden Druckniveaus Phoch und Pniedrig sowie durch Verlängerung der Phasenzeit Tniedrig und damit Reduzierung der Beatmungsfrequenz (vgl. Kapitel Entwöhnung vom Respirator).

Die gute Adaptation an die Spontanatmung des Patienten führt zu einem geringeren Bedarf an Sedierung und damit zu einer schnelleren Rückkehr des Patienten zur Spontanatmung.

BIPAP-APRV

APRV = Airway Pressure Release Ventilation

Bei dieser Beatmungsform wird die maschinelle Ventilation nicht durch Beatmungshübe, sondern durch kurzzeitige periodische Druckentlastungen erreicht, wobei die Zeitdauer des niedrigen Druckniveaus auf kleiner 1,5 Sekunden begrenzt wird.

APRV kann als CPAP definiert werden, bei dem für kurze Zeit (≤ 1,5 sec) das CPAP-Niveau abgesenkt wird (Abb. 59). Der Patient atmet spontan auf dem oberen CPAP-Niveau bei umgekehrtem Atemzeitverhältnis (IRV) (14).

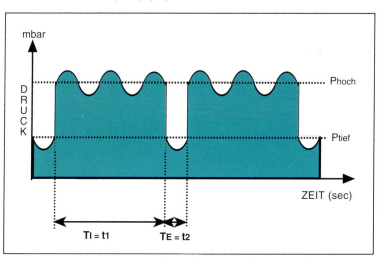

Abb. 59. BIPAP-APRV.

Durch kurzzeitigen Druckabfall *("pressure release")* wird die Exspiration (CO_2-Elimination) ermöglicht, der Rücksprung auf das ursprüngliche CPAP-Niveau stellt wiederum eine maschinelle Inspiration dar.

Aufgrund der extrem kurzen Phase des *"pressure release"* wird in den langsamen Lungenkompartimenten (große Zeitkonstante) ein *Intrinsic PEEP* aufgebaut, der einen endexspiratorischen Kollaps der betreffenden Atemwege verhindert. Dadurch wird bei gestörtem intrapulmonalen Gasaustausch die FRC angehoben und das Ventilations-/Perfusionsverhältnis und somit die Oxygenierung verbessert.

Die für BIPAP-APRV benötigten *Einstellgrößen* am Respirator sind:

Phoch, Pniedrig, Thoch, Tniedrig, die Steilheit des Druckanstiegs hat eine feste Dauer von 64 Millisekunden.

BIPAP-SIMV

BIPAP-SIMV bietet die Möglichkeit der Entwöhnung mit dem häufig angewandten SIMV-Konzept (SIMV+ASB) und den erwähnten Vorteilen von BIPAP für die Spontanatmung des Patienten. Sinngemäß sollte diese Beatmungsform BIPAP-ASB heißen, da bei diesem Beatmungskonzept eine zusätzliche Druckunterstützung der Spontanatmung auf dem unteren Druckniveau mit ASB möglich ist (Abb. 60).

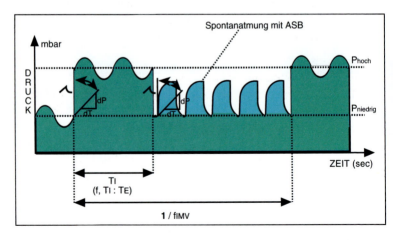

Abb. 60. BIPAP-SIMV.

Die Häufigkeit der Druckwechsel wird durch die IMV-Frequenz fIMV festgelegt. Die Inspirationszeit, d.h. die Dauer des oberen Druckniveaus wird durch die Einstellgrößen Frequenz f und dem Verhältnis TI : TE bestimmt.

Die Steilheit des Druckanstiegs kann ebenfalls eingestellt werden.

Seitengetrennte Beatmung (ILV = Independent Lung Ventilation)

Unter seitengetrennter oder differentieller Beatmung versteht man die separate Beatmung der Lungen. Die Trennung erfolgt mit Hilfe eines Doppellumentubus, die Beatmung mit Hilfe zweier Respiratoren (*Master, Slave*). Obwohl die *Synchronisierung der Respiratoren* physiologisch erscheint und auch regelmäßig durchgeführt wurde, ist die Beatmung auch ohne Synchronisation ohne nachteilige Auswirkungen.

Als *Indikation* zur seitengetrennten Beatmung auf der Intensivstation werden *einseitige oder einseitig betonte Lungenerkrankungen* angesehen, die durch konservative Beatmungstechniken nicht adäquat therapiert werden können. Das entscheidende Kriterium ist die *Lateralisation*, während die Art der Erkrankung – ob Pneumonie, Lungenkontusion, septisches Lungenversagen, bronchopleurale Fistel oder Status post einseitiger Lungentransplantation – von sekundärer Bedeutung ist.

Wirkprinzip

Aufgrund der unterschiedlichen atemmechanischen Eigenschaften der Lunge verteilen sich die Tidalvolumina nach der jeweiligen Compliance. Bei konventioneller Beatmung bewirkt der PEEP in der gesunden Lunge mit der besseren Compliance eine größere Zunahme des Lungenvolumens als in der geschädigten Lunge mit niedrigerer Compliance. Dies führt zu einer Minderbelüftung der erkrankten und zu einer Überdehnung der gesunden Lunge mit Zunahme der Ventilations-/Perfusionsstörung.

Der mechanische Effekt des PEEP führt zu einer Kompression der Lungenkapillaren mit Erhöhung des pulmonalen Gefäßwiderstandes in gesunden Lungenanteilen. Eine vermehrte Durchblutung der geschädigten Lunge mit einer Verschlechterung der Oxygenierung und Zunahme des Rechts-Links-Shunts ist die Folge.

Neben den unabhängig voneinander wählbaren Tidalvolumina für beide Lungen können mit dieser Methode seitengetrennt verschiedene Niveaus von positiv-endexspiratorischem Druck (PEEP) angewendet werden, so daß für diese Beatmungsform der Begriff *"selektiver PEEP" (SPEEP)* geprägt wurde (15).

Weiters bietet ILV die Möglichkeit, die Beatmung auch hinsichtlich des Inspirations-/Exspirationsverhältnisses selektiv entsprechend der unterschiedlichen Compliance jedes Lungenflügels einzustellen. Werden die Lungen mit unterschiedlichem I : E Verhältnis ventiliert, spricht man von *asynchroner seitengetrennter Beatmung*, bei gleichem I : E-Verhältnis von *synchroner seitengetrennter Beatmung* (Abb. 61).

Von einem *inversen I : E Verhältnis* spricht man, wenn die Inspiration des Slave-Gerätes mit der Exspiration des Master-Gerätes beginnt und umgekehrt (Abb. 61).

In der Regel werden beide Lungen mit identischen, jedoch reduzierten Atemzugvolumina und gleichen Frequenzen belüftet, um zu gewährleisten, daß im Fall einer unbeabsichtigten Trennung der Geräte die beiden Lungenkompartimente nicht mit unterschiedlichen Frequenzen beatmet werden (Sicherheitseinstellung). Tierexperimentelle Untersuchungen haben gezeigt, daß seitengleiche Atemzugvolumina eine bessere Oxygenierung als seitendifferente Atemzugvolumina bewirken.

Die seitengetrennte Beatmung bietet demnach bei asymmetrischen Lungenerkrankungen Ventilations-/Perfusions-Mißverhältnisse mittels SPEEP gezielt zu therapieren und den pulmonalen Gasaustausch zu verbessern. Darüber hinaus wird die allgemeine Hämodynamik weniger beeinflußt und die Sauerstoffverfügbarkeit zur Deckung des metabolischen Bedarfs optimiert.

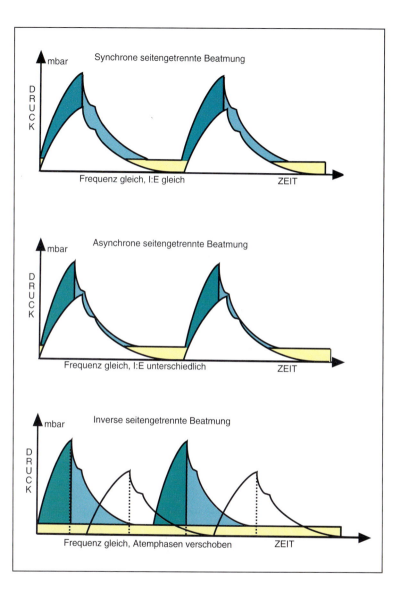

Abb. 61. Seitengetrennte Beatmung.

Entwöhnung vom Respirator (Weaning)

Allgemeine Strategien zur Entwöhnung

> Die *Entwöhnung* eines beatmeten Patienten beginnt dann, wenn der erste Schritt zur Verminderung der Invasivität der Atemhilfe (PIF) eingeleitet werden konnte.

Die Phase der Entwöhnung ist auch für den Patienten eine subjektiv schwierige Situation, die von ihm häufig als unangenehm erlebt wird. Es ist dies auch jene Phase, in welcher der Patient von Sedativa und Analgetika entwöhnt wird, so daß in dieser Zeit zusätzlich Entzugssymptome, wie Tachykardie, Hypertonie, Agitiertheit und Schwitzen, auftreten können. Clonidin (Catapresan®) gilt als etablierte Therapie in der Behandlung von Entzugsphänomenen.

Die Weaning-Phase ist abgeschlossen, wenn der Patient ohne Atemhilfe spontan atmen kann. Das Ende der Weaning-Phase hat prinzipiell nichts mit dem Atemweg zu tun, sie ist auch dann abgeschlossen, wenn der Patient z.B. anschließend über eine Trachealkanüle spontan atmet.

Für die Reduktion der Beatmungsinvasivität (PIF) empfiehlt sich folgendes Vorgehen:

Reihenfolge der Rücknahme der Beatmungsinvasivität

1. Reduktion der inspiratorischen O_2-Konzentration ($FIO_2 \leq 0,5$)

2. Normalisierung des Atemzeitverhältnisses (I : E schrittweise von 2 : 1 auf 1 : 2)

3. Reduktion des endexspiratorischen Druckes (PEEP)

4. Förderung der Spontanatmung durch Anwendung von augmentierenden Atemhilfen wie SIMV, ASB, BIPAP, CPAP

5. Reduktion bzw. Anpassung der Analgosedierung

Voraussetzungen für die Einleitung und Durchführung der Entwöhnung

In der Literatur werden immer wieder Voraussetzungen angeführt, welche die Indikation zum Beginn der Entwöhnung vom *klinischen Status* abhängig machen. Diese sind für jeden Intensivpatienten während der Beatmung und in der Entwöhnung anzustreben, es handelt sich zum Teil um Voraussetzungen für den Abschluß eines Entwöhnungsverfahrens, sie dürfen jedoch nicht als Vorbedingung für das Einleiten der Entwöhnung angesehen werden.

"Sogenannte Weaning-Kriterien"

- stabile klinische Gesamtsituation, d.h.
- adäquate respiratorische Situation (Beatmungsmodus, Lungenröntgen, Astrup)
- adäquater zerebraler Funktionszustand (Kooperationsfähigkeit!)
- stabile Herz-Kreislaufsituation
- ausgeglichene Flüssigkeitsbilanz
- gute Magen-Darmfunktion (Darmmotilität)
- ausgeglichene metabolische Situation
- stabile Stoffwechselsituation (keine extreme Katabolie)

Entwöhnungsstrategie über die Atemhilfen SIMV/ASB:

- SIMV Frequenz initial 6–8/min $\cong$ 1/2 Spontanatemfrequenz des Patienten + ASB 15–20 mbar und PEEP 7–9 mbar. Wichtig ist ein rhythmisches Atemmuster, der ASB-Zug sollte nicht viel kleiner als der SIMV-Atemzug sein.
  Bei unkomplizierter Entwöhnung können einzelne Stufen übersprungen werden.

- SIMV-Frequenz 3–5/min $\cong$ 1/3 Spontanatemfrequenz des Patienten + ASB 15–20 mbar und PEEP 7–9 mbar. Flowanstieg je nach Patient steil oder flach.

Fortsetzung

Fortsetzung der Tabelle

- ASB 15–20 mbar und PEEP 7–9 mbar.
- ASB in 2 mbar-Schritten reduzieren, PEEP in 1–2 mbar-Schritten reduzieren.
- Umstellung auf CPAP mit etwa 6–8 mbar.

Entwöhnungstrategie über die Atemhilfe BIPAP:

Die Entwöhnung findet durch Annäherung der beiden Druckniveaus Phoch und Pniedrig und durch Verlängerung der Zeit Tniedrig und damit Reduzierung der Beatmungsfrequenz statt (14):

- Reduktion der FIO_2 auf < 0,5 anstreben
- Reduzierung des I:E-Verhältnisses auf ≤ 1 : 1
- Reduzierung des PEEP (Pniedrig) auf 7–9 mbar
- Reduzierung des oberen Druckniveaus in 2 mbar-Schritten bis Δp von 8–12 mbar zwischen beiden Druckniveaus erreicht ist.
- Dehnung der Phasenzeiten Thoch und Tniedrig auf 3 Sekunden (I : E = 3 : 3 sec)
- schrittweise Verlängerung der Phasenzeit Tniedrig bis auf 12 Sekunden bei gleichzeitigem Thoch von 3 Sekunden (entspricht einer maschinellen Atemfrequenz von 4/min)
- Umstellung auf CPAP mit etwa 6–8 mbar

Es hat sich bewährt, die CPAP-Phase in der Nacht durch eine augmentierende Atemhilfe (mit Ventilationshilfe) mit Erhöhung der Sedierung (z.B. Propofol) zu unterbrechen. Dies bietet dem Patienten Erholung bei besserer Nachtruhe.

In Tabelle 9 sind die klassischen, empirisch gewonnenen Kriterien für die Extubation zusammengefaßt:

Tab. 9. Extubationskriterien von seiten der Lungenfunktion.

	Extubation (Mindestwert)
Gasaustausch:	
PaO_2 bei $FIO_2 < 0,4$	≥ 60 mmHg
PaO_2/FIO_2	> 200
$PaCO_2$	≤ 45 mmHg (außer COPD)
pH	$> 7,35$
Atemmechanik:	
Atemfrequenz	< 35/min
Atemhubvolumen	> 5ml/kgKG
Vitalkapazität	≥ 10–15 ml/kgKG
inspiratorische Kraft	≥ 25 mbar

Die *Extubation* ist in der Regel möglich, wenn bei einer inspiratorischen Sauerstoffkonzentration $< 40\%$ einem CPAP von etwa 5 mbar ein PaO_2 von *mindestens* 60 mmHg erzielt werden kann. Eine weitere Voraussetzung ist eine Spontanatemfrequenz < 35/min. Auf alle Fälle soll der Patient nach Langzeitbeatmung nach der Extubation intermittierend CPAP über die Maske atmen.

Symptome des Weaning-Versagens

- Zunahme der Atemfrequenz (Tachypnoe)
- Abnahme des Atemhubvolumens
- "Schaukelatmung"
- Sekretretention
- psychomotorische Unruhe
- Tachykardie
- Hypertonie
- Herzrhythmusstörungen

Verschlechterung der Blutgase sind ein Spätzeichen!!

Okklusionsdruck (P 0.1)

Der Okklusionsdruck ist ein *Maß für den Atemantrieb* während der Spontanatmung.

Der Respirator hält das Inspirationsventil nach einer Exspiration geschlossen und mißt den Atemwegsdruck, der während 100 ms durch die Inspirationsanstrengung erzeugt wird. Die Zeitbedingung 100 ms beginnt, wenn im Zuge der Inspirationsanstrengung ein Unterdruck von – 0,5 mbar gemessen wird. Der zweite Druckwert wird nach Ablauf der 100 ms bestimmt. Gleichzeitig wird das Inspirationsventil geöffnet, der Patient kann wieder normal atmen.

Die Differenz der Druckwerte P2 – P1 ist der Okklusionsdruck P 0.1 (Abb. 62).

Normalwert: 3–4 mbar

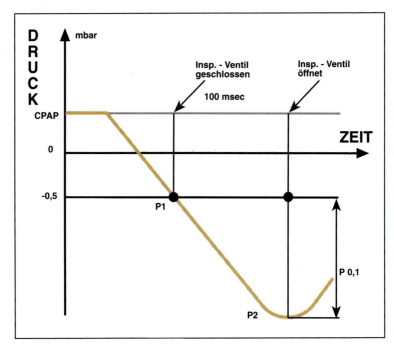

Abb. 62. Meßmanöver Okklusionsdruck.

Ein hoher P 0.1 ist Ausdruck eines hohen Atemantriebs, der nur begrenzte Zeit aufrechterhalten werden kann. P 0.1-Werte über 6 mbar z.B. bei COPD-Patienten sind ein Indikator für eine drohende respiratorische Erschöpfung (*"Respiratory Muscle Fatigue"*) (5).

Nebenwirkungen der Beatmung

Neben den positiven Effekten der maschinellen Beatmung, nämlich ein verbesserter Gasaustausch mit gesteigerter O_2-Transportkapazität und reduzierter Atemarbeit mit vermindertem O_2-Verbrauch, finden sich eine Reihe unerwünschter Nebenwirkungen. Diese sind vor allem auf den mechanischen Effekt des erhöhten intrathorakalen Druckes, insbesonders bei der Beatmung mit positiv endexspiratorischem Druck zurückzuführen (10):

Nebenwirkungen der Beatmung

- Steigerung des intrathorakalen Druckes
- Verminderung des venösen Rückstroms zum rechten Herzen
- Steigerung des pulmonalen Gefäßwiderstandes
- Abfall des Herzzeitvolumens (HZV)
- Verminderung der Nieren- Leber- Splanchnikusdurchblutung
- Verminderung des venösen Rückstroms vom Gehirn und als Folge Erhöhung des intrazerebralen Druckes (ICP)
- Barotrauma der Lunge
  (v. a. bei inspiratorischem Spitzendruck > 40 mbar)

Kardiovaskuläre Nebenwirkungen

Der durch die Beatmung verursachte erhöhte intrathorakale Druck ist in erster Linie für die kardiovaskulären Veränderungen verantwortlich.

Dabei spielen folgende pathophysiologische Faktoren eine maßgebende Rolle (43):

- Abnahme des venösen Rückstroms mit konsekutiver
- Abnahme des enddiastolischen Ventrikelvolumens (Vorlast ↓)

Folge:

- Abnahme des Schlagvolumens (SV) bzw. des Herzminutenvolumens (HZV)

Die Auswirkungen auf das HZV sind von der Funktion des rechten und linken Ventrikels und vom Volumenstatus abhängig.

Folge: Die Beatmung kann daher in Abhängigkeit vom enddiastolischen Volumen sowohl zu einer Zunahme als auch zu einer Abnahme des HZV führen (*Frank-Starling-Kurve*).

Anhand der Frank-Starling-Kurve können die kardiovaskulären Auswirkungen während maschineller Beatmung erklärt werden (Abb. 63):

Die maschinelle Beatmung führt zu einer *Linksverschiebung* auf der Frank-Starling-Kurve durch Abnahme des enddiastolischen Volumens.

Dies erklärt, warum bei Patienten mit *Linksherzinsuffizienz* (hoher PCWP) und bei einer Beatmungform mit PEEP eine Steigerung des Herzminutenvolumens erzielt werden kann.

Die Verminderung des venösen Rückstromes hat einen "Nitroeffekt" (= *Senkung der Vorlast*). Bei Patienten mit Lungenödem kommt es über diesen Mechanismus zu einer deutlichen Besserung der Lungenstauung (20).

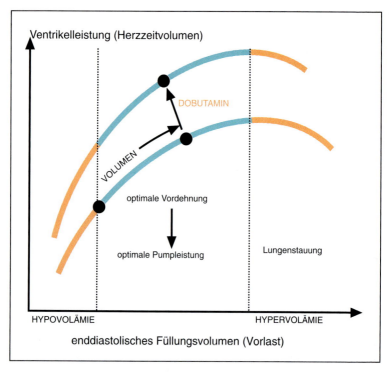

Abb. 63. Frank-Starling-Kurve: Beziehung zwischen HZV und enddiastolischem Volumen (=Vorlast).

Andererseits reagieren Patienten mit *Hypovolämie* (niedriger PCWP) am Beginn der maschinellen Beatmung (v.a. bei zusätzlicher PEEP-Applikation) mit starken Blutdruck- und HZV-Abfällen. Von besonderer Bedeutung ist auch, daß klinisch eine relative Hypovolämie durch Aktivierung vasopressorischer Reflexe maskiert sein kann. Sedierung oder Narkoseeinleitung sowie maschinelle Beatmung führen dann zu einer Demaskierung der Hypovolämie, da eine weitere reflektorische Gegenregulation nicht mehr möglich ist, da diese Mechanismen bereits voll ausgeschöpft sind.

Renale Nebenwirkungen

Die maschinelle Beatmung führt zu einer Abnahme der Diurese und Natriumausscheidung. Diese Nebenwirkungen werden durch PEEP verstärkt. Als Ursache dieser Veränderungen werden verschiedene pathophysiologische Ursachen diskutiert (43):

- Erniedrigung des arteriellen Perfusionsdruckes
- Erniedrigung des Herzminutenvolumens
- Anstieg des renalen Venendruckes
- verminderte Freisetzung des atrialen natriuretischen Hormons durch den erhöhten intrathorakalen Druck
- Stimulation des Renin-Angiotensin-Aldosteron-Systems (RAA)
- erhöhte ADH (antidiuretisches Hormon) Plasmaspiegel
- erhöhter Sympathikotonus
- Umverteilung der intrarenalen Perfusion

Durch exakte Volumenbilanzierung und Applikation von Dopamin in Nierendosis (1–4 µg/kg/min) kann eine Besserung der Nierenfunktion erreicht werden. Dopamin verbessert beim beatmeten Patienten die Nierendurchblutung, den venösen Rückstrom sowie das Herzzeitvolumen.

Hepatale Nebenwirkungen

Die Abnahme der Leberdurchblutung unter maschineller Beatmung mit PEEP kann auf folgende Faktoren zurückgeführt werden:
- Verminderung der Splanchnikusdurchblutung proportional zur HZV-Abnahme. Der portale Blutfluß kann um über 50% der Norm verringert sein.
- Die Behinderung des venösen Abstromes aus der Leber unter PEEP-Beatmung bzw. Beatmung mit inversem Atemzeitverhältnis (Inversed-Ratio-Ventilation)
- Eine unbeabsichtigte Hyperventilation mit konsekutiver Hypokapnie führt zu einer Vasokonstriktion im Splanchnikusgebiet.

153

Weiters kann man bei beatmeten Intensivpatienten *pathologische Leberfunktionsparameter* (Hyperbilirubinämie, erhöhte Cholestaseenzyme) beobachten. Als Ursache wird eine submuköse venöse Stauung im Bereich der Gallengangsschleimhaut diskutiert.

Eine Verminderung der hepatalen Nebenwirkungen kann durch genaue Flüssigkeitsbilanz und Normalisierung des Herzzeitvolumens erzielt werden.

Cerebrovaskuläre Nebenwirkungen

Die Beatmung mit PEEP geht mit einer intrakraniellen Drucksteigerung einher, da der durch die Beatmung erhöhte intrathorakale Druck den venösen Rückstrom aus den Jugularvenen behindert. Gleichzeitig nimmt der zerebrale Perfusionsdruck ab. Die Abnahme des zerebralen Perfusionsdruckes wird beim gesunden Gehirn durch die intakte Autoregulation kompensiert.

Der zerebrale Perfusionsdruck (CPP = cerebral perfusion pressure) ist die Differenz zwischen arteriellem Mitteldruck (MAP) und intrakraniellem Druck (ICP = intracranial pressure).

CPP = MAP – ICP (mm Hg)

Eine Hochlagerung des Oberkörpers um etwa 30° kann zwar den PEEP bedingten Anstieg des intrakraniellen Drucks kompensieren, gleichzeitig wird aber hierdurch der zerebrale Perfusionsdruck (CPP) reduziert (30). Bei gestörter Autoregulation als Folge zerebraler Läsionen und Abfall des HZV bzw. des arteriellen Mitteldruckes ist somit die Gefahr einer zerebralen Minderperfusion gegeben.

Einer kritischen Einschränkung der zerebralen Perfusion unter PEEP-Beatmung kann vorgebeugt werden, wenn
- der Oberkörper erhöht gelagert wird (etwa 30°)
- der systemische Blutdruck im Normbereich ist
- der $PaCO_2$ nicht ansteigt.

Zur Sicherstellung eines ausreichend hohen intrazerebralen Perfusionsdruckes > 55 mmHg ist häufig die zusätzliche Applikation eines Vasopressors (z.b. Noradrenalin) notwendig.

Bei Vorliegen intrakranieller Pathologien mit eingeschränkter zerebraler Perfusion und gestörter Autoregulation (z.b. Hirnödem unterschiedlicher Genese) ist die Indikation zur intrakraniellen Druckmessung gegeben.

Beatmungsmonitoring

Beatmung und deren Monitoring stellen eine untrennbare Einheit dar. Dabei liegt die primäre Aufgabe des Beatmungsmonitorings darin, akute Situationen zu erkennen, die für den Patienten potentiell gefährlich sind und über eine akustische wie auch optische Warnung das Pflegepersonal bzw. den Arzt zu einer Kontrolle und gegebenenfalls Abhilfe aufzufordern. Sekundär ermöglicht es, langsame Veränderungen der Beatmungssituation frühzeitig zu erkennen und das Auftreten potentiell kritischer Zustände durch entsprechende Maßnahmen zu verhindern.

Das *Maschinenmonitoring* umfaßt:

- Beatmungsdruck (Stenosealarm, Diskonnektionsalarm)
- Volumenüberwachung
- Frequenzüberwachung (Hechelüberwachung)
- Apnoemonitoring
- inspiratorische O_2-Konzentration
- inspiratorische Atemgastemperatur
- Logistikalarme (Gasmangelalarm, Stromausfallalarm)
- Gerätestörung (Fehlfunktion von Hard- oder Sofware)

Beatmungsdruck

Der Diskonnektionsalarm sollte 5 mbar unter dem endinspiratorischen Plateaudruck eingestellt werden, der Stenosealarm 10 mbar über dem Spitzendruck.

Die Alarmgrenzen für den Beatmungsdruck werden von manchen Respiratoren automatisch zugeordnet und müssen daher nicht manuell eingestellt werden (Abb. 64):

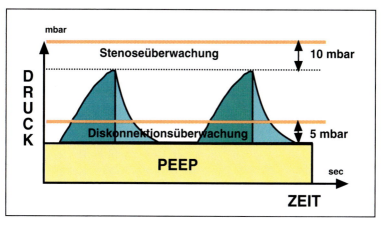

Abb. 64. Alarmgrenzen Beatmungsdruck.

- Stenosealarm: 10 mbar über Pmax-Einstellung.
  Wird er erreicht, schaltet der Respirator auf Exspiration (*Drucksteuerung*).
- Diskonnektionsalarm: 5 mbar über PEEP

Er ist wirksam während der mandatorischen Beatmungshübe in den Beatmungsformen IPPV, IPPV-Assist, SIMV und ILV.

Veränderungen des Beatmungsdruckes

1. Plötzlicher Anstieg der Beatmungsdrucke:
a. extrapulmonale Ursachen:
- Abknicken eines Beatmungsschlauches
- Abknicken des Endotrachealtubus
- intraluminale Verlegung des Tubus oder der Trachealkanüle (Sekret)
- Cuffhernie

b. intrapulmonale Ursachen:
- Bronchospasmus
- Sekretstau
- *Pneumothorax – Spannungspneumothorax*
- nachlassende Relaxierung
- "Gegenatmen"

2. Plötzlicher Abfall der Beatmungsdrucke:

- Diskonnektion
- Undichtigkeit im respiratorischen System ("Leckage")
- unzureichende Blockung des Cuffs
- Funktionsstörung des Respirators

Volumenüberwachung

Die Volumenüberwachung dient zur Überwachung des eingestellten Atemhubvolumens VT und ist wirksam in den Beatmungsformen IPPV, IPPV-Assist, SIMV, MMV und ILV.

Eine optische und akustische Alarmierung erfolgt, wenn das eingestellte Atemvolumen VT nicht appliziert wurde, z.B. bei zu geringem Inspirationsflow, zu geringer Inspirationszeit oder zu niedriger Drucklimitierung. Am Display des Respirators wird im Alarmfall die Alarmmeldung *"Volumen inkonstant"* angezeigt.

Zusätzlich wird das *exspiratorische Minutenvolumen ($\dot{V}E$)* überwacht.

Empfehlung: untere Alarmgrenze: 20% niedriger als $\dot{V}E$
obere Alarmgrenze: 20% höher als $\dot{V}E$

Die Alarmgrenzen müssen eng zugeordnet werden, um bereits kleine Leckagen frühzeitig zu erkennen.

Hechelüberwachung

Die Hechelüberwachung ist eine Überwachung der Atemfrequenz zur Vermeidung erhöhter Totraumventilation. Der Alarm wird wirksam, wenn während der Spontanatmung die Atemfrequenz für eine bestimmte Zeit (Alarmzeit) überschritten wird. Eine *Atemfrequenz von > 35/min* über einen längeren Zeitraum ist das *Leitsymptom einer drohenden respiratorischen Insuffizienz* infolge Ermüdung der Atemmuskulatur (*"muscle fatigue"*).

Die Hechelüberwachung ist in den Beatmungsformen BIPAP, BIPAP-SIMV, BIPAP-APRV, SIMV, ASB und MMV wirksam.

Empfehlung: Die Alarmgrenze ca. 50% über die Spontanatemfrequenz und die Alarmzeit auf ca. 1 Minute einstellen.

Apnoe-Ventilation

Bei der Apnoe-Ventilation wird die Spontanatmung auf Apnoe überwacht. Sie ist in den Betriebsarten ASB und CPAP wirksam. Tritt eine Apnoe auf, alarmiert der Respirator nach 15 Sekunden optisch und akustisch. Nach Ablauf einer frei wählbaren Apnoe-Zeit (zw. 15 und 60 sec) erfolgt eine automatische Umschaltung auf IPPV-Beatmung (Abb. 65).

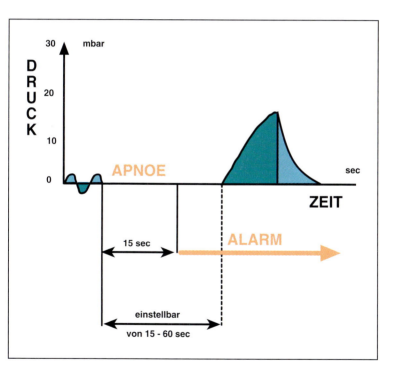

Abb. 65. Apnoe-Ventilation.

Inspiratorische Sauerstoffkonzentration

Je nach Gerätetyp werden die Grenzwerte entweder automatisch zugeordnet oder manuell eingestellt. Erfolgt die Zuordnung automatisch alarmiert der Respirator bereits bei einer Abweichung von plus/minus 4–6% vom eingestellten Wert.

Bei Einstellungen unterhalb 60 Vol.%: ± 4 Vol.%
Bei Einstellungen oberhalb 60 Vol.%: ± 6 Vol.%

Auch bei manueller Bedienung empfiehlt sich eine möglichst enge Einstellung der Alarmgrenzen.

Atemgastemperatur

Moderne Respiratoren verfügen über einen Temperatursensor zur kontinuierlichen Messung der Atemgastemperatur. Erreicht die inspiratorische Atemgastemperatur 40°C, erfolgt ein optischer und akustischer Alarm.

Anfeuchtung und Erwärmung des Atemgases (Atemgaskonditionierung)

Die Hauptfunktionen des oberen Respirationstraktes sind die Erwärmung und Anfeuchtung des Atemgases und die Elimination eingeatmeter Partikel oder Keime.

- *Absolute Luftfeuchtigkeit*: Wasserdampfgehalt in mg pro Liter Luft

- 1 dm^3 Luft kann jedoch nur eine bestimmte Menge Wasserdampf aufnehmen, deren Größe mit der Lufttemperatur zunimmt (= *maximale Luftfeuchtigkeit*).
  Die Luft ist mit Wasserdampf *gesättigt*.

- *Relative Luftfeuchtigkeit*: Verhältnis von absoluter Luftfeuchtigkeit zu maximaler Luftfeuchtigkeit in Prozent.

Bei Zimmertemperatur und mittlerer Luftfeuchtigkeit kommt die eingeatmete Luft nach Passage der Nase mit etwa 34°C und 80% relativer Luftfeuchtigkeit in der Trachea an. Die restliche Erwärmung auf 37°C und Anfeuchtung auf 100% wird knapp unterhalb der Carina erreicht, wobei die exakte Position dieser *"isothermen Sättigungszone"* allerdings von der Feuchtigkeit und Temperatur des Atemgases und dem Atemzugvolumen abhängig ist (40).

Die Entfernung von inhalierten Partikeln erfolgt in den oberen Luftwegen durch Husten und Niesen, während in den tieferen Atemwegen die *"mukociliare Clearance"* im Vordergrund steht. Dieser Reinigungsmechanismus funktioniert derart, daß der gesamte Oberflächenbelag vom Flimmerepithel der unteren Luftwege kontinuierlich in Richtung Pharynx bewegt wird. Aufgrund der Viskosität des Bronchialsekretes werden inhalierte Partikel mitbewegt und eliminiert (22, 35).

Die Beatmung stört die soeben dargestellten Funktionen, da durch die Intubation der Nasen-Rachen-Raum umgangen wird und somit als Befeuchter und Wärmeaustauscher ausfällt. Die Ziliartätigkeit hört ganz auf, wenn die in der Trachea ankommende Atemluft eine relative Luftfeuchtigkeit von 70% unterschreitet.

Strömt längere Zeit trockene kalte Luft in die Atemwege, kommt es zu folgenden *Komplikationen*:

- Austrocknung der Mukosa
- Verlust der Ziliartätigkeit
- Verminderung der Mukokinese
- Sekretretention
- Ausbildung von Atelektasen
- Schleimhautulzerationen
- Bronchospasmus
- Infektion

Demgegenüber treten Schäden durch zu heiße Atemgase schon bei Temperaturen oberhalb von 41° auf.

Das Ausmaß dieser Schädigung hängt neben der Beatmungsdauer und relativer Feuchtigkeit des Beatmungsgases auch vom Alter des Patienten und von einer eventuellen Raucheranamnese oder vorbestehenden Erkrankungen des Bronchialsystems ab. Weiters ist zu berücksichtigen, daß bei Bestehen eines ARDS häufig knappe oder negative Flüssigkeitsbilanzen angestrebt werden. Systemische Dehydrierung führt jedoch infolge einer Viskositätszunahme der Interziliarflüssigkeit zu einer weiteren Beeinträchtigung der Funktion des Ziliarepithels (vgl. Abb. 3).

Die Notwendigkeit der Anfeuchtung und Erwärmung des Atemgases steht daher außer Zweifel, wobei eine Temperatur von 32°C bei 80% relativer Luftfeuchtigkeit laut Literatur als optimal anzusehen ist (35).

Verschiedene Methoden stehen zur Verfügung:

Verdampfer

Beim Verdampferprinzip wird destilliertes Wasser durch Heizelemente erwärmt. Wasser verdampft und es bildet sich eine gesättigte Wasserdampfatmosphäre. Das Inspirationsgas wird über die erwärmte Wasseroberfläche geleitet, dabei angewärmt und mit Wasserdampf bis zur Sättigung angereichert. Die Wassertemperatur wird elektronisch geregelt und mit Hilfe eines Temperaturbegrenzers überwacht. Die inspiratorische Atemgastemperatur wird kontinuierlich mit einem Atemgas-Temperaturmeßgerät gemessen. Überschreitet die gemessene Temperatur die eingestellte Warngrenze, ertönt ein akustischer Alarm. Auf diese Weise erreicht man eine effektive Befeuchtung und Anwärmung des Inspirationsgases, sodaß eine Langzeitbeatmung ohne Schädigung des respiratorischen Epithels möglich wird.

Beispiele:
Dräger Aquapor, Fischer & Paykel.

Wärme- und Feuchtigkeitsaustauscher
(Heat and Moisture Exchanger – HME)

Dieses Prinzip wird auch als sogenannte "künstliche Nase" bezeichnet und vor allem bei kurzzeitbeatmeten Patienten eingesetzt, um die Wasserdampf- und Wärmeverluste gering zu halten. Wärme und Wasserdampf werden bei der Exspiration in einem hygroskopischen Filter gespeichert und bei der Inspiration wieder an das trockene Atemgas abgegeben.

"Künstliche Nasen" werden zwischen Y-Stück und Tubus eingesetzt und vergrößern den Totraum, je nach Produkt bis zu 150 ml.

Neue Filtergenerationen dienen nicht nur zur Erwärmung und Anfeuchtung des Atemgases, sondern auch zur Filtration von Bakterien.

Physikalische Therapie

Wie bereits ausgeführt, werden die Selbstreinigungsmechanismen des Tracheobronchialsystems durch die Intubation ausgeschaltet, wodurch eine Retention von Bronchialsekret erfolgt. Ziel der Physiotherapie ist es, diese Reinigungsmechanismen durch konservative und apparative Methoden zu unterstützen bzw. zu ersetzen.

Beim intubierten Patienten zählen zur *konservativen Atemtherapie:*

- Lagerungsdrainage
- Perkussion ("Klopfen")
- Vibrationsmassage: manuell oder maschinell ("Massator")

Im Rahmen der *apparativen Atemtherapie* kommen zur Anwendung:

- Hochfrequente Jetbeatmung
- Beatmungsinhalation mit intermittierendem positivem Druck (IPPB = Intermittend Positive Pressure Breathing)
- CPAP-Atmung (Continuous Positive Airway Pressure)
- Incentive Spirometrie (SMI = Sustained Maximal Inspiration)

Hochfrequente Jetbeatmung

Eine Sekretverflüssigung läßt sich nicht nur durch transthorakale Perkussion und Vibration, sondern einfach und effektiver durch intratracheale mechanische Agitation erzielen. Hierzu wurde von *Czech* in Wien ein handliches, praktisch überall einsetzbares Gerät entwickelt (*Clini-Jet®*), das seit Jahren zum Teil routinemäßig eingesetzt wird (7).

Wirkprinzip

Das Gerät produziert kurze Gasstöße mit einer Frequenz von 10 Hertz (= 600 Gasstöße/Minute) bei einem Hubvolumen von etwa 10 ml pro Gasstoß, wodurch das eingeatmete Atemgas in Schwingungen versetzt wird. Die dadurch hervorgerufenen Scherkräfte bewirken unter Ausnützung der *Thixotropie* eine Senkung der Sekretviskosität, d.h. zähflüssiges Bronchialsekret löst sich unter diesen Vibrationen zu dünnflüssigem leicht expektorierbarem Sekret auf (*"Ketchupeffekt"*). Die Sauerstoffkonzentration kann variiert und damit dem Bedarf des Patienten angepaßt werden.

Bei oraler Anwendung über Mundstück oder Maske herrscht während der Jet-Therapie ein PEEP von 2 mbar, beim intubierten Patienten erhöht sich dieser Wert wegen der engeren Strahlgeometrie bis auf maximal 5 mbar.

Vorgehen bei Jet-Überlagerung bei maschineller Beatmung

Die Gasstöße werden über einen Mallinckrodt-Wikeladapter direkt in den Tubus appliziert, wobei das vom Jet-Gerät abgegebene Atemgasvolumen zu berücksichtigen ist. Es ist dabei aber nicht das volle pro Minute verabreichte Volumen in Rechnung zu stellen, sondern nur der auf die Inspirationsphase entfallene Anteil.

In Abhängigkeit vom I:E-Verhältnis (1:2, 1:1 oder 2:1) sind zwischen 1/3 und 2/3 des vom Gerät abgegebenen Volumens zu berücksichtigen. Zur Herstellung gleicher Volumsverhältnisse muß daher bei Jet-Überlagerung die Einstellung des Atemzugvolumens am Respirator um diesen Wert reduziert werden.

Das effektive Atemminutenvolumen aus der Gerätekombination Respirator + Jet ist die Summe aus:

$$AMVeff = AMVresp + (AMVjet \text{ x \% Inspiration})$$

Als *Faustregel* empfiehlt sich für die Praxis folgendes Vorgehen:

- O_2-Mischer des Clini-Jets auf gleiche FIO_2 wie Respirator einstellen.

Wird der Jet mit reinem Sauerstoff betrieben, so läßt sich die aus der Kombination der beiden Geräte resultierende FIO_2 wie folgt berechnen:

$$FIO_2 = \frac{(AMV\ resp \times FIO_2) + (AMV\ jet\ insp \times FIO_2)}{Gesamt\text{-}AMV}$$

- *Atemhubvolumen* des Respirators so lange reduzieren, bis der ursprünglich gemessene Beatmungsdruck wieder erreicht ist (etwa 300 bis 400 ml).
- Bei Respiratoren mit einstellbarem *Flow* diesen entsprechend dem reduzierten Atemhubvolumen ebenfalls reduzieren, da sonst ein übermäßig langes endinspiratorisches Plateau entsteht.
- Anstelle der Reduktion von Atemhubvolumen und Flow kann auch die *Druckbegrenzung* (Pmax) so lange reduziert werden, bis der ursprünglich gemessene Beatmungsdruck wieder erreicht ist.
- Bei BIPAP ist keine Veränderung der Respiratoreinstellung zur Jet-Überlagerung erforderlich.
- Bei superponierten Dauer-Jet Reduktion des PEEP-Niveaus um bis zu 5 mbar bei besonders "PEEP-empfindlichen Patienten" als Folge eines flüssigkeitsrestriktiven Therapiemanagements.

Bei *intermittierender* Anwendung ist eine Befeuchtung des über den Jet zusätzlich verabreichten Atemgasvolumens nicht erforderlich. Bei *superponiertem Dauer-Jet* ist eine Befeuchtung des Jetgases über einen Luer-Befeuchteranschluß mittels einer Motorspritze notwendig. Als Flüssigkeitsmenge reichen üblicherweise etwa 20 ml NaCl 0.9% pro Stunde aus. Die Menge wird nach klinischen Bedürfnissen variiert. Auch die Applikation broncholytisch wirkender Medikamente ist auf diese Weise möglich.

Folgende *klinische Effekte* erzielt man unter *Jettherapie*:

- Sekretmobilisation (Sekretolyse)
- Lösen von Resorptionsatelektasen
- Verbesserung der Oxygenierung
- intrakranielle Drucksenkung

Als *Kontraindikation* ist die intrapulmonale Blutung anzuführen.

Das Gerät wird vor allem *intermittierend* vor der geplanten Bronchialtoilette zur Sekretolyse angewendet, um die Effektivität des Absaugens zu steigern.

Darüber hinaus kommt das Gerät als sogenannter *superponierter Dauerjet* bei Patienten mit ARDS zum Einsatz, wodurch eine deutliche Verbesserung der Oxygenierung erreicht werden kann.

IPPB-Therapie ("Assistor") – Intermittent Positive Pressure Breathing

Technik der IPPB-Inhalation

Bei dieser *intermittierenden Beatmung mit positivem Druck* wird während der Inspirationsphase Atemgas mit erhöhtem Druck zugeführt. Die inspiratorische *Sauerstoffkonzentration* kann bei einigen Geräten variiert werden. Je nach Einstellung des *Beatmungsflows* wird der eingestellte *Beatmungsdruck* (meist zw. 10–20 mbar) schnell oder langsam erreicht. Eine optimale Verteilung des Atemgases wird bei relativ niedrigem Flow erreicht (etwa 35 l/min). Allerdings muß der Flow ausreichend sein, um dem Inspirationsbedürfnis des Patienten gerecht zu werden. Durch die Inspiration wird ein Unterdruck erzeugt, der das Gerät in die Einatemphase schaltet. Wie bei allen *druckgesteuerten* Geräten ist das Atemvolumen variabel, weil die Umschaltung von Inspiration auf Exspiration beim Erreichen des vorgegebenen Druckes erfolgt und nicht nach Abgabe eines bestimmten Volumens. Die *Triggerempfindlichkeit* (Drucktrigger) läßt sich individuell auf den Patienten einstellen (bei Ersteinstellung – 1 bis – 1,5mbar). Bei der Ausatmung entleert sich die unter Druck stehende Lunge, bis ein Druckausgleich erfolgt ist (21).

Die *Atemarbeit* ist während der IPPB-Therapie erniedrigt. Voraussetzung hierfür ist allerdings, daß der Patient sich entspannt und beatmen läßt.

Die Kombination mit einem Vernebler zur Befeuchtung und Aerosoltherapie mit Medikamenten ist die Regel.

Wirkprinzip

- Wiedereröffnung atelektatischer Lungenareale
- Vermeidung des endexspiratorischen Atemwegkollapses

Folgende *klinische Effekte* werden durch IPPB erzielt:

- Sekretolyse
- Bronchospasmolyse durch Applikation von Medikamentenaerosolen
- Verbesserung der Oxygenierung

Durch die mechanische Erweiterung der Atemwege unter IPPB werden Sekretmembranen "gesprengt" bzw. an den Rand abgedrängt und die dahinterliegenden Lungenabschnitte wieder belüftet. Der Abtransport des Schleims erfolgt dann durch Ziliar-Transport oder Hustenstoß (Abb. 66).

Indikationen

- Prophylaxe und Therapie von Sekretretentionen
- bessere Verteilung von Medikamentenaerosolen
  (Broncholytika, Sekretolytika)
  Beispiel: obstruktive Lungenerkrankungen

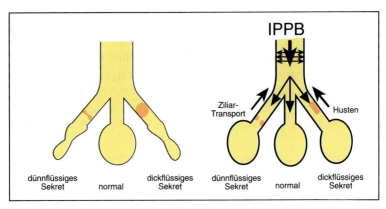

Abb. 66. Sekretelimination durch IPPB.

Incentive Spirometrie (SMI = Sustained Maximal Inspiration)

Wirkprinzip

Bei dieser Form der Atemtherapie wird eine *aktive, langsame* und *maximale Einatmung* angestrebt. Durch eine *visuelle Erfolgskontrolle* soll der Patient zu häufigen, tiefen Atemübungen motiviert werden.

Das "*Incentive Spirometer*" entspricht somit einem "*anspornenden Atemtrainer*". Am Ende der Inspiration soll der Patient versuchen, nicht den Atem anzuhalten, sondern bewußt weiter atmen, um bei offener Stimmritze maximal negative intrathorakale Drücke zu erreichen und somit eine möglichst homogene Belüftung aller Alveolarbezirke zu gewährleisten. Ein weiterer positiver Effekt dieser Atemtherapie besteht im Training der Inspirationsmuskulatur, da die Übungen eine aktive Inspiration erfordern. Diesem aktiven Training der Atemmuskulatur kommt gerade in der postoperativen Phase aufgrund narkose- bzw. sedierungsbedingter und operationsbedingter Schwächung der Atemmuskelmotilität und -koordination eine besondere Bedeutung zu (21).

Voraussetzung hierfür ist allerdings, daß die Atemwege nicht durch festsitzendes Sekret verschlossen sind, was die Atemarbeit wesentlich erhöhen würde.

Dem Patienten ist dabei verständlich zu machen, daß nicht viele kurze Atemzüge mit hohem Flow, sondern eine gleichmäßige, tiefe Einatmung mit endinspiratorischer Pause wesentlich sind.

Die Incentive Spirometrie führt zu folgenden *klinischen Effekten*:

- Wiedereröffnung kollabierter Alveolarbezirke (*alveolar recruitment*)
- Prävention von Atelektasen
- Muskeltraining
- Hustenprovokation
- Verbesserung von Oxygenierung und Ventilation

Hervorzuheben ist, daß für die Anwendung von Incentive Spirometrie *keine Kontraindikationen* beschrieben sind.

Bei den gebräuchlichsten Incentive Spirometern können bezüglich der visuellen Rückkopplung zwei Gerätetypen unterschieden werden (21):

- *floworientierte Geräte*: Sie zeigen an, ob der Patient einen bestimmten Inspirationsflow aufbringt (z.B. Triflow II®, Mediflow®).
- *volumenorientierte Geräte*: Sie zeigen das inspirierte Atemhubvolumen auf einer Skala nach Überschreitung eines Mindestflows an (z.B. Coach®, Voldyne®).

Alle Incentive Spirometer sind als *"bed-side-Geräte"* konzipiert. Ein Grund hierfür ist, daß der Patient die Atemübungen so oft wie möglich ausführen soll. Ein positiver Effekt ist zu erwarten, wenn der Patient stündlich zehn Atemmanöver mit einem Incentive Spirometer ausführt.

Es besteht heute kein Zweifel mehr, daß durch die *perioperative Atemtherapie* die Inzidenz an postoperativen pulmonalen Komplikationen gesenkt wird.

Beatmungsregime bei verschiedenen Krankheitsbildern

ARDS (= Adult Respiratory Distress Syndrom)

Pathophysiologie

Das akute Lungenversagen des Erwachsenen (ARDS) ist gekennzeichnet durch eine generalisierte pulmonale Entzündungsreaktion mit konsekutiver Permeabilitätsstörung (*"capillary leak"*), die zu einem interstitiellen und alveolären Lungenödem führt.

Die *klinischen Folgen* sind:

- Störung der Oxygenation
  (Hypoxämie - PaO_2/FIO_2 < 175 mmHg)
- Ausbildung von Atelektasen $\Rightarrow$
- Zunahme des pulmonalen Rechts-Links-Shunts ($\dot{Q}s/\dot{Q}t$ ↑)
- Zunahme der alveolo-arteriellen Sauerstoffdifferenz ($AaDO_2$ ↑)
- Verminderung der Compliance (C ↓)
- radiologisch bilaterale Verschattungen bei einem
- pulmonal-kapillären Verschlußdruck (PCWP) < 18 mmHg
- pulmonale Hypertonie

Die pulmonale Hypertonie bewirkt einerseits einen Anstieg des mikrovaskulären Filtrationsdrucks mit Zunahme des alveolo-interstitiellen Lungenödems, andererseits wird durch den pulmonalen Hypertonus ein Rechtsherzversagen begünstigt.

Die niedrige Compliance ist eher Folge einer zu kleinen Lunge (*"baby lung"*) als einer zu steifen Lunge. Es muß heute angenommen werden, daß die Lungenschädigung unter Beatmung, das sogenannte "*Barotrauma*", insbesondere durch zu hohe Beatmungsvolumina verursacht wird, so daß hierfür der Begriff "*Volutrauma*" geprägt wurde (2, 33, 44).

> **Beatmungsform - Beatmungsmuster**
>
> - Druckkontrollierte Beatmungsformen (BIPAP, PCV) mit PEEP und
> - umgekehrtem Atemzeitverhältnis (IRV)
>   Applikation von
> - kleinen Atemhubvolumina (etwa 5 ml/kgKG) bei
> - hohen Atemfrequenzen (etwa 25/min), um ein für den Patienten bedrohliches Ansteigen der Atemwegsdrucke zu verhindern.
>
> Man spricht von *"low volume-high frequency ventilation"*.
> Ein Ansteigen des $PaCO_2$ wird dabei bewußt in Kauf genommen (*"permissive Hyperkapnie"*).

Asthma bronchiale und COPD

Pathophysiologie

Asthma bronchiale ist definiert als eine *akute, anfallsweise* auftretende, generalisierte Atemwegsobstruktion aufgrund einer *Hyperreaktivität* der Atemwege und *Entzündungsreaktion* mit Freisetzung bronchokonstriktorisch wirkender Mediatoren (z.B. Histamin).

COPD (*chronical obstructive pulmonary disease*) ist definiert als eine durch strukturelle und funktionelle Faktoren (*Hypertrophie und Hyperplasie der bronchialen Schleimdrüsen, Dyskrinie, Mukostase, Erweiterung der Lufträume distal der terminalen Bronchiolen mit Destruktion von Lungenparenchym*) bedingte exspiratorische Atemstrombehinderung, die sich innerhalb eines Beobachtungszeitraumes von einigen Monaten nicht ändert.

Unter demTerminus **COPD** werden drei Krankheitsbilder zusammengefaßt:

- Chronische Bronchitis
- Lungenemphysem
- Obstruktion der peripheren Atemwege ("small airway disease")

Die *klinischen Folgen* sind:

- Zunahme der bronchopulmonalen *Resistance* als Folge von
  Bronchospasmus
  Schleimhautödem und Dyskrinie
  Hypertrophie und Hyperplasie der Schleimhaut.
- Endexspiratorischer Kollaps der kleinen Atemwege
  (*"dynamische Atemwegskompression"*) mit
- Aufbau eines *"Intrinsic PEEP"* (= okkulter positiv endexspiratorischer Atemwegsdruck) als Folge unzureichender Entlüftung
  der Lunge (*Restflow* am Ende der Exspiration) und
- konsekutiver Überblähung der nachgeschalteten Lungenbezirke
  (*"air-trapping"*) mit Zunahme der funktionellen Residualkapazität (FRC ↑)
- allgemeine Kapillarkompression mit Anstieg des pulmonal-arteriellen Widerstandes und zunehmende Rechtsherzbelastung
- Rarefizierung der pulmonalen Kapillaren beim Emphysem
- Dyspnoe mit ausgeprägter Verlängerung des Exspiriums
- auskultatorisch zunächst trockene Rasselgeräusche wie Giemen,
  Brummen und Pfeifen bis hin zur "stillen Lunge" (*"silent lung"*)
  als Zeichen schwerster Atemwegsobstruktion

Der *Intrinsic PEEP* ist ein Maß für die dynamische Überblähung der Lunge infolge „air-trapping".

Je höher der *Intrinsic PEEP*, desto größer die inspiratorische
Atemarbeit.

Diese Patienten müssen ihre Atemmuskulatur zunächst einsetzen, um den *Intrinsic PEEP*, d.h. den *exspiratorischen Rest-*
flow der vorangegangenen Exspiration abzubauen, ehe ein inspiratorischer Atemfluß zustande kommt ⇒
flußunwirksame Anstrengung der Atemmuskulatur.

> Der **Atemantrieb** wird beim COPD-Patienten nicht mehr über
> den erhöhten $PaCO_2$, sondern über den *verminderten PaO_2* ge-
> steuert, sodaß unkontrollierte O_2-Zufuhr zur Abnahme des
> Atemantriebs bis zur "CO_2-Narkose" führen kann.

Der *Zeitpunkt der Intubation und Beatmung* muß in erster Linie
anhand klinischer Parameter

- Atemfrequenz > 35/min
- "Schaukelatmung" (= paradoxe abdominelle Atembewegung)
  mit exspiratorischen Auswärtsbewegungen des Abdomens durch
  die verstärkte Exspiration
- inspiratorisch interkostale Einziehungen
- Einsatz der Atemhilfsmuskulatur (M. pectoralis, Mm. scaleni)
- Zunehmende Somnolenz oder Agitiertheit

und weniger anhand von Laborparameter (Blutgasanalyse) gewählt
werden.

Als allgemein akzeptierter *Richtwert zur Intubation und Beatmung*
gilt ein (16)

- PaO_2 von < 50 mmHg (unter Raumluft) und ein
- $PaCO_2$ von > 70 mmHg bzw. ein Ansteigen des $PaCO_2$ >
  10 mm Hg/Stunde
- auch ein pH < 7,25 sollte nicht lange toleriert werden (16).

Beatmungsform – Beatmungsmuster

Die Wahl der Atemhilfe (Beatmungsform) ist abhängig von der im
Vordergrund stehenden Symptomatik. Das *pulmonale Pumpversagen* der Atemmuskulatur erfordert eine Atemhilfe, bei der anfangs
der Respirator einen Teil oder die gesamte Atemarbeit übernehmen
muß.

Als *augmentierende Atemhilfe* der Wahl gilt *ASB* (Assisted Spontaneous Breathing):

Klinische Effekte von ASB bei COPD-Patienten:

- Verminderung der Spontanatemfrequenz mit konsekutiver
- Senkung des Intrinsic PEEP
- Abnahme der Atemarbeit
- Abnahme des O_2-Verbrauchs
- Verkürzung der Inspirationsdauer zugunsten einer verlängerten Exspiration als Folge der Flowsteuerung ($\rightarrow$ Flowabschaltkriterium bei Unterschreiten von 25% des Spitzenflows und Öffnen des Exspirationsventils – vgl. Kapitel ASB).

Bei assistierter Beatmung ist die Höhe des PEEPi für die Einstellung des Triggerdrucks (Triggerschwelle = bestimmter Druck unter dem endexspiratorischem Druck) am Respirator von Bedeutung, weil die vom Patienten zu erbringende Drucknegativierung P zur Auslösung des ASB-Hubes durch die Gleichung

$$P = PEEPi - PTrigger$$

definiert ist. Durch Anlegen eines PEEPe (s.u.) wird die aufgrund des PEEPi erhöhte Triggerschwelle zur Auslösung der nächsten Inspiration verringert, sodaß auch die zur Triggerung notwendige Atemarbeit verringert wird (9).

Als anzustrebendes ***Beatmungsmuster*** bei ***kontrollierter Beatmung (CMV)*** empfiehlt sich:

- initial hohe inspiratorische O_2-Konzentration (zügige Reduktion der FIO_2 entsprechend dem PaO_2) – *Zielgröße*: PaO_2 60–80 mmHg
- niedrige Atemfrequenz von 8–10/min bei einem
- Atemzugvolumen von 8–10 ml/kgKG
- möglichst niedriger inspiratorischer Flow
- Atemzeitverhältnis I : E von mindestens 1 : 1,5 bis 1 : 3
- endexspiratorischer Druck (PEEP) von initial ≤ 5 mbar

Durch eine kurzfristig hohe *inspiratorische O_2-Konzentration* läßt sich die Beseitigung der Hypoxämie fast immer erreichen.

Das *Atemminutenvolumen* sollte nach dem pH (zwischen 7,35–7,45) und nicht nach dem $PaCO_2$ gesteuert werden, um eine "Überbeatmung" mit der Folge von Alkaliverlust und eingeschränkter renaler Kompensation zu vermeiden. Gerade zu Beginn der kontrollierten Beatmung eines Patienten mit schwerer akuter bronchopulmonaler Obstruktion (Status asthmaticus) lassen sich oft nur sehr kleine Atemzugvolumina mit exzessiven Beatmungsdrucken erzwingen. Ein Pmax < 50 mbar muß angestrebt werden.

Eine mäßige *Hyperkapnie* (bis 90 mmHg) kann, da sie selbst nicht vital bedrohlich ist, zu Beginn der Beatmung toleriert werden. Man spricht von *"kontrollierter Hypoventilation"* bzw. *"hyperkapnischer Ventilation"*. Eine rasche Normalisierung des CO_2-Partialdruckes führt zur hypokapnischen Alkalose. Diese kann tetanische Anfälle auslösen, Bronchospasmen verstärken, Arrhythmien und Elektrolytstörungen verursachen. Die Korrektur der Hyperkapnie sollte deshalb 10 mmHg/Stunde nicht übersteigen.

Der *PaO_2* sollte zwischen 60–80 mmHg gehalten werden. Niedrigere Werte verschlechtern die Atemfunktion, höhere können den Atemantrieb supprimieren.

Ferner muß bei massiv erhöhten bronchialen Widerstand für die Exspiration genügend Zeit zur Verfügung stehen, um eine Zunahme des "Air-trapping" zu verhindern. Eine Erhöhung der Atemfrequenz führt zu einem signifikanten Anwachsen des PEEPi als Folge der verkürzten Exspirationszeit. Man wird deshalb eine niedrige *Atemfrequenz* und ein *I : E-Verhältnis* von 1 : 1,5 bis 1 : 2 wählen. Eine Verlängerung des I : E-Verhältnisses auf 1 : 3 kann in Einzelfällen notwendig werden, um progressives "Air-trapping" zu vermeiden. Die Einstellung eines *positiv endexspiratorischen Druckes (PEEP)* beim COPD-Patienten sollte individuell und mit besonderer Vorsicht erfolgen. Ein PEEP-Wert ≤ 5 mbar liegt in den allermeisten

Fällen unterhalb des "Intrinsic PEEP" (*PEEPi*), sodaß eine weitere Erhöhung der funktionellen Residualkapazität (FRC) nicht zu erwarten ist. In vielen Fällen kann mit einem niedrigen PEEP der Gasaustausch und die Exspiration günstig beeinflußt werden. Hier erfüllt der externe PEEP (*PEEPe*) eine Art *intrapulmonale Gerüstfunktion* und wirkt dem endexspiratorischen Kollaps der kleinen Atemwege entgegen (9, 37, 45) (Abb. 67). Es gilt:

PEEPe muß kleiner als PEEPi sein.

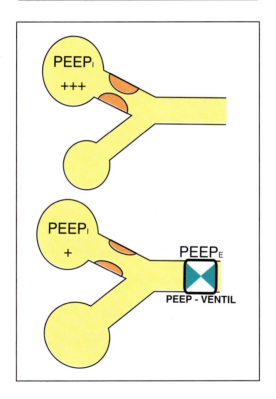

Abb. 67. Auswirkungen von PEEPe auf PEEPi und "air-trapping" bei obstruktiven Ventilationsstörungen.

Die frühzeitige Anwendung eines *Masken-CPAP* mit PEEP-Werten etwa in der Höhe des PEEPi hat demnach beim COPD-Patienten eine große therapeutische Wirkung, sodaß eine drohende maschinelle Beatmung durch diese Atemhilfe eventuell vermieden werden kann.

Schädel-Hirn-Trauma

Pathophysiologie

Die Auswirkung der künstlichen Beatmung – insbesondere bei Patienten mit akuten zerebralen Prozessen – setzt eingehende Kenntnisse über ihren Einfluß auf den intrakraniellen Druck und die Hirndurchblutung voraus.

Hirndurchblutung

Als Grundlage seien die klassischen Beziehungen zwischen Hirndurchblutung, $PaCO_2$, systemischen Blutdruck bzw. zerebralem Perfusionsdruck vorangestellt. Aufgrund der Autoregulation bleibt die Hirndurchblutung im Bereich arterieller Mitteldrucke zwischen etwa 60–150 mmHg, unabhängig vom Perfusionsdruck, konstant. Der zerebrale Perfusionsdruck (CPP = Cerebral Perfusion Pressure) ist die Differenz zwischen arteriellem Mitteldruck (MAP) und intrakraniellem Druck (ICP = Intracranial Pressure).

$$CPP = MAP - ICP \text{ (mmHg)}$$

Normalwert: 60–90 mmHg

Der zerebrale Perfusionsdruck korreliert eng mit Veränderungen des $PaCO_2$. Eine Veränderung dieser Größe durch die Beatmung wird demnach unmittelbar die *Hirndurchblutung* beeinflussen.

Es gilt folgendes:

Hypokapnie ($PaCO_2\downarrow$) führt zur Kontraktion der Hirngefäße: die Durchblutung nimmt ab.

Hyperkapnie (PaCO$_2$↑) führt zur Dilatation der Hirngefäße: die Durchblutung steigt an.

Basierend auf der besonderen Physiologie der Hirndurchblutung ist die *"kontrollierte Hyperventilation"* ein Grundelement in der Behandlung des Hirnödems geworden.

Wirkprinzip

Im geschädigten Hirngewebe besteht besonders in den *ödematösen Bereichen* eine Störung der Autoregulation mit einer anhaltenden *Vasodilatation* und *Vasoparalyse.* Diese Veränderungen werden hervorgerufen durch eine zerebrale *Laktatazidose* infolge eines vermehrten anaeroben Stoffwechsels in dieser Hirnregion.

Die *Hypokapnie (Hyperventilation)* führt zu einer Steigerung der regionalen Durchblutung in dem ödematösen Areal, bezeichnet als *"Inversed Steal-Syndrom"* oder *"Robin Hood-Phänomen".* Diese paradoxe Reaktion läßt sich erklären als Ausdruck einer durch die Hyperventilation hervorgerufene Vasokonstriktion in den gesunden Hirnarealen mit konsekutiver Abnahme des intrakraniellen Blutvolumens und des intrakraniellen Druckes. Die Folge ist eine *Umverteilung des Blutflusses,* indem Blut aus den gesunden Hirnbereichen in traumatisierte, vasoparalytische Bezirke abfließt (41).

Der *Effekt der Hyperventilation* liegt also in der Kombination mehrerer Faktoren:
- Verminderung des intrakraniellen Druckes durch Vasokonstriktion
- "Inversed Steal-Syndrom"
- Neutralisation der interstitiellen Laktatazidose durch respiratorische Alkalose

Beatmungsform
- Volumenkonstante Beatmung (minimal flow ventilation) ist Beatmungsverfahren der Wahl.   Fortsetzung

Fortsetzung

- druckkontrollierte Beatmungsformen sind kontraindiziert, da das Atemvolumen und damit der $PaCO_2$ zum Freiheitsgrad wird.

Beatmungsmuster

Als anzustrebendes Beatmungsmuster empfiehlt sich:
- mäßige Hyperventilation mit $PaCO_2$-Werten zwischen 30–35 mmHg
- ausreichend hohe FiO_2 (Zielgröße: PaO_2 > 100 mmHg)
- niedriger PEEP zw. 5–7 mbar
- Atemzeitverhältnis I : E 1 : 2 bis 1 : 1,5 (Vermeidung einer IRV-Beatmung)

Zur Verbesserung der Oxygenierung zuerst die FiO_2 erhöhen, erst als zweite Maßnahme unter *ICP-Monitoring* Steigerung des PEEP und Änderung des Atemzeitverhältnisses.

Kontinuierliches CO_2-Monitoring mittels *Kapnometrie* ist bei Patienten mit SHT obligat!

Ein Schädel-Hirn-Trauma stellt per se keine Kontraindikation für eine eventuell notwendige Beatmung mit PEEP dar, da die hierdurch ausgelösten nachteiligen Effekte auf den intrakraniellen Druck durch einfache Maßnahmen, wie z.B. 30%ige Oberkörperhochlagerung zumindest teilweise kompensiert werden können (30, 41).

Zur Sicherstellung eines ausreichend hohen intrazerebralen Perfusionsdruckes von > 55 mmHg ist häufig die zusätzliche Applikation eines Vasopressors (Noradrenalin) notwendig.

Renale Kompensationsmechanismen und reaktive Veränderungen des Liquor-pH-Wertes limitieren jedoch die Effektivität einer über 24 Stunden dauernden Hyperventilation. Es ist deshalb sinnvoll, bei einer länger als 24–36 Stunden andauernden kontrollierten Beatmung, den $PaCO_2$-Wert bei 32–35 mmHg zu halten, um bei akuten

Hirndruckanstiegen noch ausreichende Reserven zu besitzen. Hierbei sollten $PaCO_2$-Werte von 25 mmHg jedoch nicht unterschritten werden, um eine zerebrale Minderdurchblutung zu vermeiden.

Additive Therapie bei akutem Lungenversagen (ARDS)

- **Kinetische Therapie**
- **Inhalation von Stickstoffmonoxid**
- **Hämofiltration**

Kinetische Therapie

Ventilation in Bauchlage
Neben der Beatmungstherapie sind auch *Lagerungsmaßnahmen* (intermittierende Bauchlagerung, Seitenlagerung) geeignet, den pulmonalen Gasaustausch zu verbessern.

Wirkprinzip
Der *transpulmonale Druck*, der maßgeblich das Lumen der kleinen Atemwege bestimmt, ist in apikalen Lungenabschnitten am größten und nimmt nach basal hin ständig ab.
Der transpulmonale Druck (P*tp*) ist definiert als der Druck, der die Lunge an der Thoraxwand "ausgespannt" hält,

$$Ptp = Ptrach - Ppl$$

wobei P*trach* der Druck in der Trachea ist und der P*pl* der Pleuradruck ist. Der P*trach* ist bei geöffneter Glottis gleich dem atmosphärischen Druck, der Pleuradruck ist bei Spontanatmung negativ. Er ist bei aufrechter Körperhaltung in den apikalen Lungenabschnitten am stärksten negativ ($\approx$ −10 mbar) und nimmt nach basal durch das Eigengewicht der Lunge zu, d.h. er wird positiver (basal ≈ − 2,5 mbar). Setzt man den atmosphärischen Druck gleich Null, so beträgt der transpulmonale Druck apikal + 10 mbar (0 − (−10) = 10), basal nur + 2,5 mbar (0 − (− 2,5) = 2,5).

Man kann sich die Lunge als eine Unzahl von Einheiten *(units)* vorstellen, bestehend aus einem Luft- und Gewebekompartiment (Abb. 68).

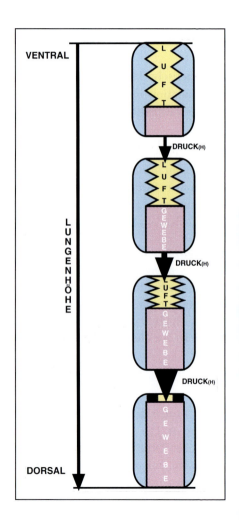

Abb. 68. Veränderung der Luft/Gewebe-Relation in der Lunge von ventral nach dorsal.

Jede Lungeneinheit drückt auf die unter ihr liegende Lungeneinheit, so daß in Rückenlage der größte Druck auf den dorsal lokalisierten Lungeneinheiten lastet und somit in diesem Bereich das Verhältnis Luft/Gewebe am kleinsten ist. Je flüssigkeitsreicher die Gewebeeinheiten sind, z.B. im Rahmen eines ARDS, desto höher ist der Druck in den dorsalen *"abhängigen"* Lungenarealen, so daß diese Lungenbezirke durch Kompression ihren Luftanteil verlieren und nur noch aus ihrem Gewebeanteil bestehen (Atelektasen). Als Ursache einer schweren Gasaustauschstörung bei relativ unauffälligem Thoraxröntgen lassen sich computertomographisch oft dorsobasal (= abhängige Lungenareale) Atelektasen nachweisen (11–13). Ein weiterer therapeutischer Ansatz liegt nun darin, diese abhängigen (*"dependent"*), dichten Lungenareale durch **Bauchlagerung** in nicht abhängige (*"non dependent"*) Lungenareale überzuführen.

> "down with the good lung"

Über eine Erhöhung des transpulmonalen Druckes, hauptsächlich in den dorso-basalen atelektatischen Lungenarealen, kann eine Wiedereröffnung der kollabierten Alveolen erreicht werden, da durch die Umlagerung von Rücken auf Bauchlage dichte, nicht ventilierte Bezirke nach ventral verlagert und die gut ventilierten Lungeneinheiten zu abhängigen Lungenarealen werden. Auf diese Weise ist eine deutliche Verbesserung des Ventilations-/Perfusions-Verhältnisses erzielbar. Die Erfahrung zeigt, daß wenige Stunden nach dem Lagewechsel die anfängliche Verbesserung hinsichtlich des Gasaustausches zum Stillstand kommt, so daß nach etwa 12 Stunden neuerlich ein Lagewechsel durchgeführt werden muß (11–13). Während der Bauchlage ist sorgfältigst darauf zu achten, daß die Expansion des Abdomens in der Inspiration möglichst frei erfolgen kann. Dies gelingt derzeit am besten bei Lagerung des Patienten in einem Luftkissenbett, bei dem eine Reduktion des Auflagedruckes im Abdominalbereich möglich ist. Nach Lagewechsel muß eine sorgfältige Bronchialtoilette durchgeführt werden. Das Ende des Lagerungswechsels wird einerseits von der Klinik (Stabilisierung

des Gasaustausches), andererseits durch das Kontroll-CT des Thorax (deutliche Abnahme der dorsalen Atelektasen) bestimmt.
Die kinetische Therapie kann auch mit *Spezialbetten* (Mediscus Traumabett Rotorest®, Mediscus Luftkissenbett Pulmonair®) durchgeführt werden, die eine kontinuierliche und automatische Drehbewegung des Patienten in der Längsachse ermöglichen (Abb. 69). Der Patient wird in einer festgelegten Körperhaltung wahlweise bis max. 62 Grad nach beiden Seiten gedreht. In der Seitenlage sind variable Pausenzeiten bis 30 Minuten möglich (38).

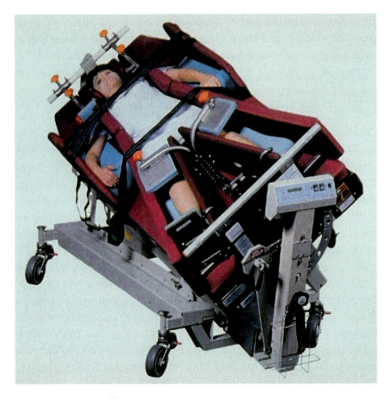

Abb. 69. Mediscus Traumabett Rotorest®

Folgende *klinische Effekte* können durch den kontinuierlichen Lagewechsel erzielt werden:

- Verbesserung des pulmonalen Gasaustausches durch
- Rückbildung von Atelektasen v.a. in den abhängigen Lungenkompartimenten
- Verbesserung des Ventilations-/Perfusionsverhältnisses
- bessere Sekretmobilisierung
- Verringerung der Inzidenz an nosokomialen Pneumonien
- Stimulierung der Darmfunktion
- Verringerung der Inzidenz an thrombembolischen Komplikationen (Venenthrombose, Pulmonalembolie)
- Verringerung der Decubitusgefährdung beim Luftkissendrehbett Pulmonair® durch die Drehung und das Luftkissensystem – *Cave:* sorgfältige Decubitusprophylaxe im Rotorest-Bett® aufgrund der relativ harten Schaumstoffauflagepolster erforderlich!
- keine Steigerung des intrakraniellen Druckes (strenge Indikationsstellung u. intrakranielles Monitoring obligat)
- Verkürzung der Intensivbehandlungsdauer – Senkung der Intensivbehandlungskosten

STICKSTOFFMONOXID - *NO*
(Molekül des Jahres 1992)

Definition

NO ist ein ***physiologischer Vaso- u. Bronchodilatator***, der im Gefäßendothel aus der Aminosäure L-Arginin mittels des Enzyms NO-Synthase (NOS) gebildet wird. An der glatten Muskelzelle führt NO über Aktivierung der löslichen Guanylatzyklase (sGCi → sGCa) und Bildung von zyklischen Guanosinmonophosphat (cGMP) aus Guanosintriphosphat (GTP) zur Relaxation der glatten Muskelzelle (34) (Abb. 70).

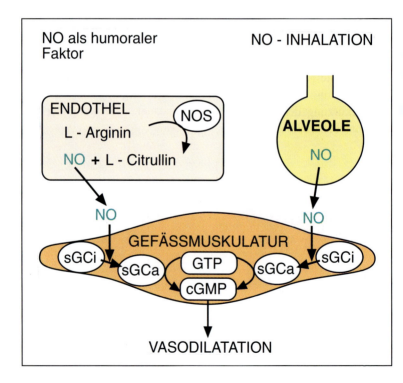

Abb. 70. Biosynthese von Stickstoffmonoxid.

Systemisch infundierte Vasodilatatoren wie Prostaglandine, Nitroglycerin oder Natrium-Nitroprussid senken zwar den pulmonalarteriellen Druck (PAP), doch aufgrund ihrer Wirkung auf das Gefäßbett im großen und im kleinen Kreislauf sind sie nur eingeschränkt einsetzbar. Im Systemkreislauf verursacht die Vasodilatation eine Hypotonie mit potentieller Organminderperfusion. In der pulmonalen Strombahn führt die globale Gefäßweitstellung auch zu einer verstärkten Durchblutung schlecht belüfteter Lungenkompartimente mit konsekutiver Zunahme intrapulmonaler Shuntareale und zusätzlicher Verschlechterung der Oxygenierung (31, 32) (Abb. 71).

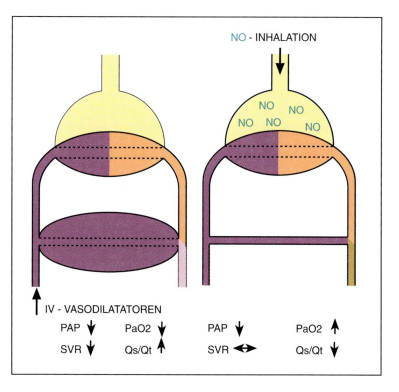

Abb. 71. Kardiorespiratorische Wirkungen von systemischen Vasodilatatoren im Vergleich zu NO.

Demgegenüber führt die Inhalation von niedrigen Konzentrationen von Stickstoffmonoxid (NO) zu einer *selektiven Vasodilatation* in ventilierten Lungenarealen mit konsekutiver Senkung des pulmonal-arteriellen Druckes (PAP), Abnahme des pulmonalen Rechts-Links-Shunts und Verbesserung der Oxygenierung (31, 32).

> NO per inhalationem verabreicht, kann demnach als *selektiver Vasodilatator* definiert werden.

Wirkungen von NO

- Senkung des pulmonal-arteriellen Druckes durch *selektive* Vasodilatation
- Verbesserung der Oxygenierung durch
- Abnahme des intrapulmonalen Rechts-Links-Shunts und
- Verbesserung des Ventilations-/Perfusionsverhältnisses
- Bronchodilatation (schwächer als ß2-Agonisten)
- Verbesserung der rechtsventrikulären Funktion
- *keine* Wirkung auf den Systemkreislauf (MAP und SVR bleiben unverändert)

Indikationen

- ARDS
- pulmonale Hypertonie im Rahmen des ARDS
- pulmonale Hypertonie nach Herztransplantation (Reperfusionsphase)
- persistierende pulmonale Hypertonie beim Neonaten (PPHN)
- pulmonale Hypertonie anderer Genese
- Rechtsherzinsuffizienz ohne pulmonale Hypertonie
- Entwöhnung von der ECMO

Kontraindikationen

- Linksherzinsuffizienz
- Met-Hb-Reduktasemangel
- intrazerebrale Blutung

Metabolismus

Über den beschriebenen Wirkmechanismus kommt es zu einer Vasodilatation in gut belüfteten Lungenkompartimenten. Freies NO hat eine *Wirkdauer* von nur einigen Sekunden, da es im Blut durch Bindung an Hämoglobin inaktiviert wird.

> Das Hämoglobinmolekül hat eine 1500-fach höhere Affinität zu NO als zu Kohlenmonoxid.

Das entstehende Nitrosyl-Hämoglobin (NOHb) wird in Anwesenheit von Sauerstoff zu Methämoglobin (MetHb) oxidiert, aus dem unter Bildung von Nitrat (NO_3^-) wieder freies Hb regeneriert wird (31):

$$NO + Hb \rightarrow NOHb$$
$$NOHb + O_2 \rightarrow MetHb$$
$$MetHb \rightarrow Hb + NO_3^-$$

Nicht in die Blutbahn diffundiertes NO wird bei Kontakt mit Sauerstoff zu NO_2 (Stickstoffdioxid) oxidiert, welches wieder durch Hydrolyse zu Nitrit und Nitrat reagiert.

$$2NO + O_2 \rightarrow 2NO_2$$
$$2NO_2 + H_2O \rightarrow NO_2^- + NO_3^- + 2H^+$$

Nebenwirkungen – Toxikologie

Durch **Überdosierung** können entstehen:

- erhöhte MetHb-Spiegel (v.a. bei Kindern) ($\perp$ < 0,2% des Gesamt-Hb)
- erhöhte NO_2-Spiegel
- toxisches Lungenödem
- Gerinnungsstörungen (Hemmung der Plättchenaggregation und -adhäsion)

> Durch **abruptes Absetzen** der NO-Therapie können **Rebound-Effekte** ausgelöst werden.

NO – in geringerer Menge auch NO_2 – entsteht in unserer Umwelt bei verschiedenen Verbrennungsprozessen als Oxid des Stickstoffs. So bildet sich beispielsweise NO an glühenden Zigarettenspitzen und wird beim Rauchen in einer Konzentration von 600–1000 ppm inhaliert (34).

Während im Tierexperiment und beim Menschen NO-Konzentrationen von > 5000 ppm offensichtlich sehr schnell zu einer Methämoglobinämie und zu einem toxischen Lungenödem führen, scheint nach unserem heutigen Wissensstand die Inhalation von Konzentrationen < 50 ppm keine akute Toxizität zu besitzen (34).

Dosis

*   0,5–20 ppm
    (= parts per million – 1 ppm entspricht 1 mg/l)

Dosierungen im ppb-Bereich (= parts per billion – 1 ppm = 1000 ppb) sind zur Zeit Gegenstand klinischer Studien (47).

MAK-Werte (= <u>m</u>aximale <u>A</u>rbeitsplatz<u>k</u>onzentration)

In Österreich betragen die **MAK-Werte** für
*   NO: 25 ppm
* NO_2: 3 ppm
Eine weitere Herabsetzung der MAK-Werte ist in Diskussion.

Geräte zur NO-Applikation

Die von der österreichischen Firma Messer-Griesheim Austria in Zusammenarbeit mit der Wiener Universitätsklinik für Anaesthesie und Allgemeine Intensivmedizin entwickelten Geräte (Pulmonox® und Pulmonox®mini) haben die erste NO-Behandlung in Österreich ermöglicht und sind zur Zeit weltweit die am weitesten entwickelte Technik zur kontinuierlichen Applikation von NO (Abb. 72).

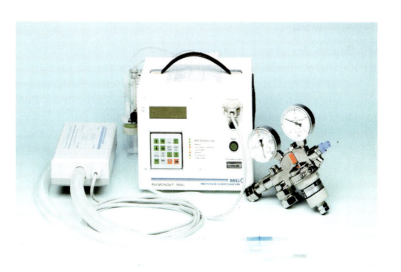

Abb. 72. Pulmonox® mini

Die Geräte ermöglichen:
- Applikation einer vordefinierten Konzentration in ppm NO pro Inspiration ins Atemgas
- kontinuierliche Messung von NO und NO_2
- Überwachung der NO/NO_2 Kontamination in der Umgebung (Pulmonox®mini)
- beide Geräte verfügen über ein optisches und akustisches Alarmsystem mit zusätzlicher Alarmanzeige auf einem Display.

Monitoring

Als zusätzliches intensivmedizinisches Monitoring müssen die Messung der NO_2-Konzentration im Inspirationsschenkel des Beatmungsgerätes sowie die Überwachung der Methämoglobinkonzentration als *Sicherheitsstandard* gefordert werden.

Hämofiltration

Mit Beginn des akuten Lungenversagens ensteht durch Zunahme der Kapillarpermeabilität und des Filtrationsdruckes ein interstitielles/intraalveoläres Lungenödem. Die therapeutischen Bemühungen zielen daher auch auf eine Reduktion des Lungenödems in der Lunge. Die *Dehydratation* kann sowohl medikamentös durch Schleifendiuretika (forcierte Diurese) als auch apparativ durch kontinuierliche veno-venöse Hämofiltration erreicht werden. Das ARDS stellt somit eine *pulmonale Indikation* zur Hämofiltration dar, da sie unabhängig von der Funktion der Niere eine gezielte Korrektur der Flüssigkeitsbilanz ermöglicht.

Die Abnahme des Flüssigkeitsgehaltes in der Lunge durch *Dehydratation* führt zu einer Verbesserung der Oxygenierung und zu einer Zunahme der Lungencompliance, und läßt sich sowohl radiologisch als auch durch Messung des extravaskulären Lungenwassers nachweisen (33).

Spezielle Behandlungsstrategien in der Therapie des ARDS

Dazu zählen:

- **Extrakorporaler Gasaustausch (ECMO)**
- **Hochfrequenzbeatmung (HFV)**
- **Intravenöse Oxygenierung (IVOX®)**
- **Applikation von Surfactant**

Extrakorporaler Gasaustausch (ECMO = Extracorporal Membrane Oxygenation)

Wenn das bisher beschriebene therapeutische Management in der Behandlung des schweren ARDS zu keiner klinischen Besserung geführt hat, sondern im Gegenteil immer höhere inspiratorische Sauerstoffkonzentrationen und Beatmungsdrücke notwendig wurden, sollte ein extrakorporales Therapieverfahren mit Membranlungen erwogen werden.

Aufbau und Wirkprinzip

Beim klassischen *femoro-jugularen Bypaß* werden die Kanülen percutan mittels Seldinger-Technik oder nach chirurgischer Freilegung in die V. femoralis (Drainagekanüle) und in die V. jugularis interna (Rückflußkanüle) gelegt. Die in die V. femoralis eingeführte Kanüle wird bis unter das Zwerchfell, die juguläre Rückflußkanüle bis in den rechten Ventrikel vorgeschoben.

Das *extrakorporale System* setzt sich aus folgenden Komponenten zusammen:

- Kreissystem aus heparinbeschichteten Polyäthylenschläuchen
- Rollerpumpe
- Membranlunge
- Frischgaszufuhr
- Überwachungseinheit

Kanülen, Schlauchsysteme und Membranlungen sind heparinbeschichtet, so daß nur geringe Heparindosen zur Antikoagulation notwendig sind (angestrebte partielle Thrombinzeit (pTT) 40–50 sec) (33).

Das venöse Blut gelangt aus der V. femoralis durch Schwerkraftdrainage in ein kleines Reservoir und wird von dort mittels einer Rollerpumpe nach Passage der Membranlunge, in denen die Oxygenation erfolgt, in die V. jugularis interna zurückgepumpt.

Aus Sicherheitsgründen werden grundsätzlich zwei parallel geschaltete Rollerpumpen und Membranlungen verwendet. Jede Membranlunge wird von einem angefeuchteten und angewärmten Gasgemisch durchströmt, dessen O_2-Konzentration geregelt werden kann. Durch Variation der Gas- und Blutflußraten kann der CO_2- und O_2-Transfer innerhalb gewisser Grenzen geregelt werden (Abb. 73).

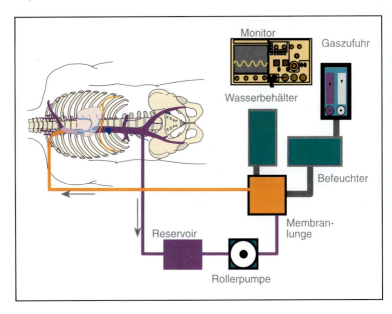

Abb. 73. Prinzip des extrakorporalen Gasaustausches.

Da die CO_2-Elimination in der Regel fast ausschließlich extrakorporal erfolgt, wird während des extrakorporalen Gasaustausches eine niedrigfrequente drucklimitierte Beatmung mit Beatmungsfrequenzen zwischen 6–8/min, Spitzendrücken zwischen 25 und 35 mbar, PEEP-Werten zwischen 10 und 20 mbar und einer $FIO_2 < 0,6$ durchgeführt (33, 44).

Indikationen

Es werden zur Zeit sogenannte schnelle und langsame Anschlußkriterien diskutiert (33):

Kriterien für den schnellen Anschluß ("Fast Entry-Kriterien"):

- $PaO_2 < 50$ mmHg länger als 2 h bei einer $FIO_2 = 1$ und PEEP ≥ 10 mbar

Kriterien für den langsamen Anschluß ("Slow Entry-Kriterien"):

Nach 24–120 h maximaler Therapie ohne Besserungstendenz:

- $PaO_2/FIO_2 < 150$ mmHg bei PEEP ≥ 10 mbar
- $Qs/Qt > 30\%$ gemessen bei $FIO_2 = 1$
- respiratorische Compliance < 30 ml/mbar
  Fakultativ:
- $PaCO_2 > 60$ mmHg bei PIP ≥ 40 mbar und exspiratorisches AMV ≥ 200 ml/kgKG
- Extravaskuläres Lungenwasser (EVLW) > 15 ml/kgKG

Intravenöse Oxygenierung (IVOX®)

Alternativ zu der extrakorporalen Unterstützung des Gasaustausches wird zur Zeit ein *intravasaler Membranoxygenator* (IVOX®) klinisch erprobt (24, 33).

Aufbau und Wirkprinzip

Nach chirurgischer Freilegung der rechten V. femoralis wird der Membranoxygenator über einen Introducer unter radiologischer Bildwandlerkontrolle eingeführt, bis zur V. cava superior vorgeschoben und dort entfaltet. Der heparinbeschichtete Membranoxygenator besteht aus mikroporösen, in Längsrichtung geschlängelten Polypropylenhohlfasern, die von Gas durchströmt werden.

Mittels einer Vakuumpumpe wird unter subatmosphärischem Druck Sauerstoff durch die Hohlfasern des Oxygenators ("Kapillaren") gesaugt. Die mikroporösen Hohlfasern ermöglichen entsprechend den Partialdruckgradienten eine Oxygenation sowie Dekarboxylierung des an den einzelnen Hohlfasern vorbeiströmenden Blutes (Abb. 74).

Zur Zeit werden IVOX-Systeme in vier verschiedenen Größen gefertigt mit Gasaustauschflächen zwischen 0,2 und 0,5 m². Die Länge beträgt je nach Ausführung zwischen 30 und 50 cm bei einem Durchmesser zwischen 7 und 10 mm. Der O_2- und CO_2-Transfer ist je nach System auf 50 bis max. 100 ml/min begrenzt.

Klinische Erfahrungen und Bewertung

Da die Membranoberflächen der intravenösen Membranoxygenatoren kleiner als die der extrakorporalen sind, ist die Gastransferrate deutlich unter der eines extrakorporalen Membranoxygenators (ECMO), so daß die IVOX-Systeme im Gegensatz zur extrakorporalen Membranoxygenierung nicht die volle Lungenfunktion übernehmen können.

Im Vergleich zu ECMO wird bei IVOX-Systemen eine höhere Antikoagulation mit anzustrebenden partiellen Thromboplastinzeiten zwischen 60 und 90 Sekunden (ECMO zwischen 40 und 50 sec) empfohlen (33).

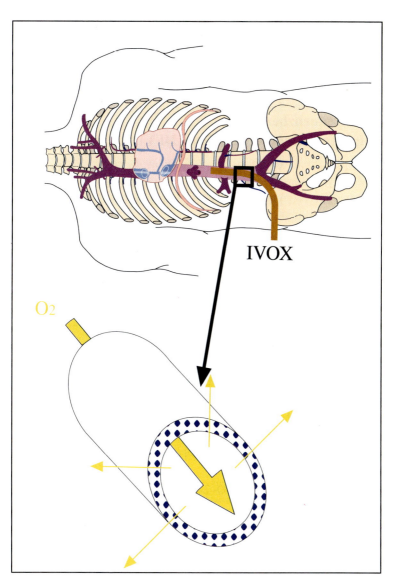

Abb. 74. Lage des intravasalen Membranoxygenators IVOX® in der V. cava.

Die hämodynamischen Auswirkungen, wie Abfall des arteriellen Blutdrucks und des Herzzeitvolumens durch die Implantation von IVOX® (mögliche Obstruktion?) ist Gegenstand klinischer Untersuchungen.

Hochfrequenzbeatmung
(High Frequency Ventilation – HFV)

High Frequency Ventilation ist ein Überbegriff für alle hochfrequenten Beatmungstechniken, wobei die applizierten Atemhubvolumina zum Teil kleiner als der anatomische Totraum (= 2ml/kg) sind.

> HFV = Beatmung mit Atemfrequenzen > 60/min und
> Atemzugvolumina ≤ anatomischer Totraum

Man unterscheidet nach den verwendeten Beatmungsfrequenzen drei Verfahren der Hochfrequenzbeatmung:

1. *Hochfrequenzüberdruckbeatmung (HFPPV = High Frequency Positive Pressure Ventilation)*
   Beatmungsfrequenz: 60–110/min (≅ 1–2 Hz)

2. *Hochfrequenz-Jetbeatmung (HFJV = High Frequency Jet Ventilation)*
   Beatmungsfrequenz: 110–600/min (≅ 2–10 Hz)

3. *Hochfrequenzoszillation (HFO = High Frequency Oscillation)*
   Beatmungsfrequenz: 600–2400/min (≅ 10–50 Hz)

Bei Hochfrequenzbeatmungsformen wird die Beatmungsfrequenz in Hertz angegeben. Es gilt:

> Beatmungsfrequenz = Anzahl der Schwingungen
> = Gasstöße/Zeit
> 1 Hertz = 1 Schwingung/Sekunde

HFPPV = High Frequency Positive Pressure Ventilation

Es handelt sich im wesentlichen um eine Überdruckbeatmung mit Beatmungsfrequenzen von 1–2 Hz.

Am proximalen Tubusende befindet sich ein Y-Stück, über dessen einen Schenkel in der Inspirationsphase Atemgas mit einer Beatmungsfrequenz von 1–2 Hz und einem Atemhubvolumen von 2–4 ml/kgKG verabreicht wird. Während der Inspiration ist das pneumatische Ventil am anderen Schenkel geschlossen. Die Exspiration erfolgt passiv über den anderen Schenkel des Y-Stückes, das pneumatische Ventil öffnet, sobald die Frischgaszufuhr unterbrochen wird (1) (Abb. 75).

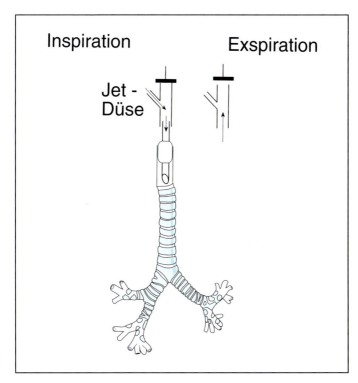

Abb. 75. HFPPV = High Frequency Positive Pressure Ventilation.

Aufgrund des während der Inspiration geschlossenen Ventils gibt es bei diesem Beatmungsverfahren kein Entrainment (s.u.).

Die Vorteile dieser Technik liegen in seiner einfachen technischen Durchführbarkeit auch unter Verwendung herkömmlicher Intensivrespiratoren.

Gänzlich anderen Techniken folgen die sogenannten *"Jet-Techniken"*:

HFJV = High Frequency Jet Ventilation

Dieses Beatmungsverfahren wird über einen Katheter (Injektorkanüle) durchgeführt, der entweder direkt in einen Endotrachealtubus eingebracht wird oder in die Wand eines speziellen Tubus integriert ist ("Hi-Lo-Jet Tracheal Tube").

Über die Injektorkanüle wird Jet-Gas in den offenen Endotrachealtubus mit einer Beatmungsfrequenz zwischen 2 und 10 Hz appliziert (Abb. 76). Das Atemhubvolumen beträgt ebenfalls zwischen 2–4 ml/kgKG.

Da der Tubus bei dieser Technik ohne Ventil (*offenes System*) versehen ist, tritt während der Inspiration ein *Venturi-Effekt*, der die Inspiration verstärkt, auf. Die primär kleinen Einzelgasportionen werden durch *Entrainment* in ihrem Volumen augmentiert (1).

Da das System offen ist, atmet der Patient zwischen den Jet-Gasimpulsen passiv über den Tubus aus.

Entrainment: Darunter versteht man das durch den Venturi-Effekt zusätzlich angesaugte Gasvolumen.

Da die Ausatmung passiv erfolgt, ist bei zu kurzen Exspirationszeiten die Gefahr des *"air-trapping"* mit konsekutiver Überblähung und Barotrauma gegeben.

Über das proximale Tubusende kann die HFJV zusätzlich mit konventionellen Beatmungsformen (IPPV oder IMV) mit niedrigen Atemhubvolumina kombiniert werden (= **Combined High Frequency Ventilation – CHFV**) (Abb. 77).

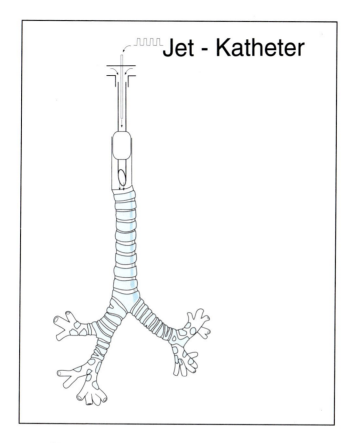

Abb. 76. HFJV = High Frequency Jet Ventilation.

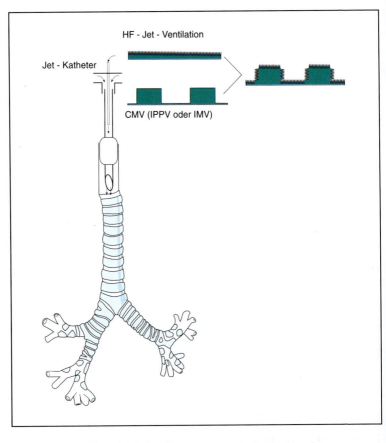

Abb. 77. CHFV = Combined High Freqency Ventilation.

Der von *Aloy et al.* (1) in Wien entwickelte Respirator (*"Bronchotron"*) ist ein rein pneumatisch betriebenes Beatmungsgerät, das aus einer

- konventionellen (= niederfrequenten) Beatmungseinheit und aus einer
- Pulsations- (= hochfrequenten) Beatmungseinheit besteht (Abb. 78).

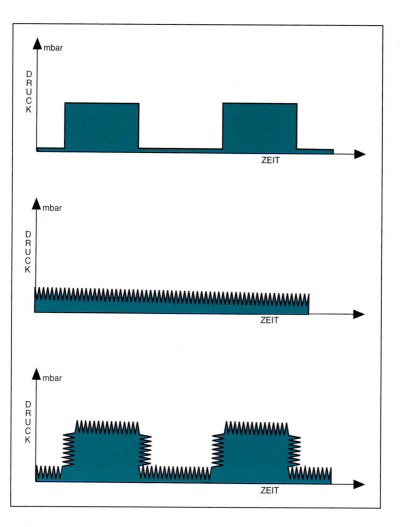

Abb. 78. Bronchotron: Druck-Zeit-Diagramm.

Der von *Czech* in Wien entwickelte *Clini-Jet*® ist ein handliches, praktisch überall einsetzbares Gerät, das seit Jahren zum Teil routinemäßig eingesetzt wird (vgl. Kapitel Physikalische Therapie).

Das Gerät produziert kurze Gasstöße, wodurch das eingeatmete Atemgas in Schwingungen versetzt wird. Die dadurch hervorgerufenen Scherkräfte bewirken unter Ausnützung der *Thixotropie* eine Senkung der Sekretviskosität, d.h. zähflüssiges Bronchialsekret löst sich unter diesen Vibrationen zu dünnflüssigem, leicht expektorierbarem Sekret auf (*"Ketchupeffekt"*). Die Sauerstoffkonzentration kann variiert und damit dem Bedarf des Patienten angepaßt werden. Das Gerät wird vor allem *intermittierend* vor der geplanten Bronchialtoilette zur Sekretolyse angewendet, um die Effektivität des Absaugens zu steigern. Darüber hinaus kommt der Clini-Jet® als sogenannter "*superponierter "Dauerjet"* bei Patienten mit ARDS zum Einsatz, wodurch eine deutliche Verbesserung der Oxygenierung erreicht werden kann (7).

HFO = High Frequency Oscillation

Dieses Beatmungsverfahren unterscheidet sich im wesentlichen durch eine *aktive* Exspiration von den vorgenannten Techniken. Bei der High Frequency Oscillation werden über eine Kolbenpumpe, die über einen Adapter und ein T-Stück mit dem Endotrachealtubus verbunden ist, hochfrequente (sinusoidale) Schwingungen bis über 50 Hz erzeugt, die die Gassäule im Tubus zum Oszillieren bringt (Abb. 79).

Diese sinusförmigen Druckwellen pflanzen sich über das Bronchialsystem in die Lungen fort. Durch den aktiven exspiratorischen Flow wird „air-trapping" vermieden. Frischgas wird über ein T-Stück quer zur Oszillationsrichtung zugeführt. Dieser Atemgasquerflow wird *"bias-flow"* genannt. Der abführende Schenkel dieses Querflows ist mit einem Widerstandsschlauch (*"impedance tube"*) ausgestattet, um exzessive Verluste von Oszillationsvolumen an der Austrittsstelle des "bias-flow" zu vermeiden (1).

In- und Exspirationszeit sind gleich und nicht regelbar.

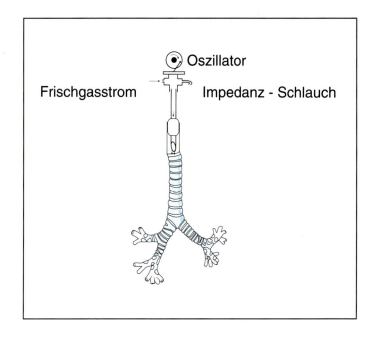

Abb. 79. HFO = High Frequency Oscillation.

HFO wird zur Zeit nur in der Behandlung des Atemnotsyndroms des Neugeborenen mit Erfolg klinisch eingesetzt.

Derzeitige Anwendungsbereiche der HFV:

- ARDS
- bronchopleurale Fisteln
- Schädel-Hirn-Trauma (Hirndrucktherapie)
- Larynxchirurgie
- Thorax-Lungen-Chirurgie (z.B. Trachealresektion, Stent-Implantation)
- Neurochirurgie
- Jet-Bronchoskopie
- Atemtherapie – Mukolyse

Applikation von Surfactant

Der in der gesunden Lunge von den Alveolarzellen Typ II synthetisierte Surfactant ist ein Phospholipid-Apoproteinkomplex, der die Oberflächenspannung an der Grenzfläche zwischen Lungengewebe und Luft herabsetzt und auf diese Weise einen endexspiratorischen Kollaps von Alveolen verhindert.

Das *ARDS* führt zu einer *Surfactantdysfunktion* aufgrund einer veränderten chemischen Zusammensetzung (verändertes Phospholipidspektrum mit erniedrigtem Gesamtlipidanteil) sowie zu einer *Inaktivierung bzw. Zerstörung von Surfactant* durch Freisetzung von Sauerstoffradikale, Elastasen und Proteasen.

Wirkungsweise der exogenen Surfactantapplikation

- Reduktion der alveolären Oberflächenspannung mit konsekutiver
- Rekrutierung von atelektatischen Lungenbezirken und
- Verbesserung der Compliance
- Verbesserung der Oxygenation durch
- Verbesserung des Ventilations-/Perfusionsverhältnisses

Folge:

→ Reduktion der inspiratorischen Sauerstoffkonzentration
→ Reduktion der inspiratorischen Beatmungsdrücke

Die Applikation von Surfactant beim kindlichen Atemnotsyndrom (IRDS), insbesonders beim idiopathischen Atemnotsyndrom des Neugeborenen mit *primären* Mangel an Surfactant, hat sich in den letzten Jahren zu einer etablierten Therapie entwickelt. Die Substitutionstherapie mit Surfactant beim Erwachsenen im Rahmen eines *sekundären* Surfactantmangels im Rahmen des ARDS ist zur Zeit Gegenstand klinischer Untersuchungen (33,42).

Die zur Zeit kommerziell erhältlichen Surfactantpräparationen sind vorwiegend modifizierte natürliche Surfactantarten (z.B. Curosurf®, Survanta®, Alveolfact®). Sie werden durch Extraktion oder aus der Lavageflüssigkeit tierischer Lungen (Schwein oder Rind) gewonnen.

Dosierung:
Derzeit werden Dosen zwischen 50 und 200 mg/kgKG intratracheal
oder endobronchial appliziert (33, 42).

Beatmung im Säuglings- und Kindesalter

Anatomische und physiologische Besonderheiten des kindlichen Respirationstraktes

Physiologischerweise sind Säuglinge *Nasenatmer*. Die Nasen-
gänge sind relativ eng, das gleiche gilt für die tiefergelegenen
Atemwege (Kehlkopf, Trachea, Bronchialsystem). Es ist daher gerade beim Säugling besonders wichtig, die Nasenwege möglichst
frei zu halten! Auch vergrößerte Adenoiden und Tonsillen können
die Atmung behindern.

Ein *kurzer Hals*, eine *große Zunge* sowie eine lange *U-förmige
Epiglottis* sind weitere Merkmale des Kleinkindes, so daß das Einstellen der Stimmritze mit dem Laryngoskop erschwert sein kann.
Intubationskissen sind beim Säugling unnötig, da dieses durch den
großen Hinterkopf "bereits eingebaut" ist.

Der *Kehlkopf* liegt in Höhe des dritten bis vierten Halswirbels und
damit etwa einen Wirbelkörper höher als beim Erwachsenen. Die
engste Stelle liegt bis zum Alter von acht bis zehn Jahren nicht im
Bereich der Stimmbänder, sondern subglottisch im Bereich des
Ringknorpels. Diese engen anatomischen Verhältnisse sind dafür
verantwortlich, daß entzündliche Schleimhautschwellungen unterschiedlicher Genese (z.b. Epiglottitis, Laryngitis subglottica) zu le-
bensbedrohenden Erstickungsanfällen mit inspiratorischem Stridor
(= pfeifendes Atemgeräusch) führen können.

Die *Trachea* ist kurz, sie hat beim Neugeborenen eine Länge von 4 cm, bei einem zweijährigen Kind rund 5 cm und bei einem sechsjährigen Kind ca. 6 cm. Der Trachealdurchmesser beträgt beim Neugeborenen ca. 6 mm, beim Kleinkind 11 mm. Außerdem sind die Abgänge der Hauptbronchien etwa gleichwinkelig, so daß es aufgrund dieser alterstypischen Anatomie leicht zu rechts- wie auch linksseitiger endobronchialer Intubation kommen kann.

Das *Bronchialsystem* des Säuglings und Kleinkindes ist zwar im Vergleich zu dem des Erwachsenen relativ weit, jedoch absolut eng. Aus diesen anatomischen Gegebenheiten resultiert ein erhöhter Atemwegswiderstand. Schleimhautschwellungen oder Bronchospasmen (z.B. Asthma, Bronchiolitis) führen zu einer weiteren Erhöhung des Atemwegswiderstandes mit Zunahme der Atemarbeit. Daher zeigen obstruktive Ventilationsstörungen bei Säuglingen und Kleinkindern besonders schwere Verläufe.

Die Dehnbarkeit der Lunge ist bei Neugeborenen und Kleinkindern sehr gering und nimmt erst mit steigendem Alter langsam zu.

Folge: Bei Neugeborenen, Säuglingen und Kleinkindern erfolgt die Spontanatmung gegen eine *erhöhte Resistance* bei gleichzeitig *erniedrigter Compliance.*

Der durch den Tubus erhöhte Atemwegswiderstand hat für das spontan atmende Kind eine erhöhte Atemarbeit zur Folge.

Aus diesem Grund sollte bei intubierten Kindern zumindest eine assistierte Beatmung durchgeführt werden.

Die *Rippen* verlaufen bei Säuglingen und Kleinkindern horizontal, die *Interkostalmuskulatur* ist bei weitem noch nicht so stark entwickelt wie bei großen Kindern oder beim Erwachsenen. Der Hauptatemmuskel ist das *Zwerchfell*. Behinderungen der Zwerchfellatmung durch einen "großen Bauch" z.B. im Rahmen eines Ileus oder Abdominaltumors, führen durch Erhöhung der Atemarbeit relativ rasch zu einer Erschöpfung der Atemmuskulatur mit der Gefahr der respiratorischen Insuffizienz. Insgesamt ist der knöcherne Thorax sehr elastisch und gibt bei forcierten Atemzügen (verstärkte Zwerchfellkontraktion) leicht nach, so daß die Effektivität der Zwerchfellexkursionen reduziert wird. Deshalb kommt es bei Kindern relativ rasch zu paradoxen Atembewegungen ("Einziehungen", "Schaukelatmung") mit einer insuffizienten Ventilation.

Lungenvolumina

Neugeborene und Säuglinge haben ein großes Abdomen und "kleine Lungen". Die FRC ist klein mit ca. 30 ml/kgKG, da die elastische Thoraxwand gegenüber dem nach innen gerichteten elastischen Retraktionsdruck der Lunge eine nur geringe, nach außen gerichtete Gegenkraft aufweist. Die niedrige FRC führt zu einer besonders schnellen Ausschöpfung der kleinen O_2-Reserve, die bei Atemwegsverlegung den Säugling schnell hypoxisch und damit *"bradycard"* werden läßt. Aufgrund der extrem niedrigen Rückstellkraft der Thoraxwand bei Säuglingen ist daher der alveolenstabilisierende Effekt des Surfactants besonders wichtig.

Säuglinge können aufgrund ihres elastischen Thorax nicht wie ältere Kinder oder Erwachsene ihr Atemzugvolumen steigern, sondern müssen ihre Atemfrequenz erhöhen, um das Atemminutenvolumen zu steigern.

- Das *Atemzugvolumen (VT)* ist mit 8 ml/kgKG in allen Altersklassen gleich.
- Der *Totraum* (2 ml/kgKG) bleibt ebenfalls in allen Altersklassen gleich.

Am Respirator muß allerdings als Folge der Dehnbarkeit der Schläuche *(= interne Compliance des Respirators)* ein höheres VT eingestellt werden.

Praktisch gilt:

> In der Beatmung von *Kindern unter 20 kgKG* muß ein spezielles Zubehör mit kleinstmöglichem Totraum und Schläuche mit möglichst geringem Volumen und geringer Dehnbarkeit verwendet werden.

Im Gegensatz zum Erwachsenen haben Neugeborene und Kinder eine erhöhte *Spontanatemfrequenz*. Die Ursache ist in einem *erhöhten O_2-Verbrauch* begründet, der bezogen auf das Körpergewicht etwa 2–3mal höher ist als beim Erwachsenen. Bei Einsatz von Atemhilfen unter erhaltener Spontanatmung muß die Atemfrequenz kontinuierlich monitiert werden, um die Effektivität der Atemhilfe und deren Einstellung zu beurteilen, da eine pathologisch hohe Spontanatemfrequenz (Tachypnoe) das klinische Leitsymptom einer drohenden respiratorischen Insuffizienz ist. Bei der Beurteilung der Atemfrequenz müssen daher die altersspezifischen Norm- und Grenzwerte beachtet werden (2):

Norm- und Grenzbereiche für die Spontanatemfrequenz:		
	Norm **(AF/min)**	**Grenzbereich** **(AF/min)**
Neugeborene	40–45	60
Kleinkinder	25–30	40
Erwachsene	12–20	35

Wichtige atemphysiologische Kenngrößen bei Neugeborenen, Säuglingen und Kindern sind in Tabelle 10 zusammengefaßt.

Tab. 10. Atemphysiologische Kenngrößen.

	Neugeborene	Säuglinge	Kleinkinder	Schulkinder
Atemfrequenz (min^{-1})	40–60	30–60	25–40	12–20
Atemzugvolumen (min^{-1})	8	8	8	8
Resistance (mbar/l/s)	40	20–30	20	1–2
Compliance (ml/mbar)	3–5	10–20	20–40	70–100

Grundprinzipien der maschinellen Beatmung im Säuglings- und Kindesalter

Maschinelle Beatmung im Kindesalter hat sich an den speziellen physiologischen Besonderheiten des Kindes, vor allem des Neugeborenen zu orientieren:

Beatmungsparameter

Atemzugvolumen

Bei volumenkonstanten, zeitgesteuerten Respiratoren wird das Atemhubvolumen (VT $\geq$ 40 ml) direkt eingestellt, während bei druckbegrenzten, zeitgesteuerten Konstant-Flow-Beatmungsgeräten das applizierte Tidalvolumen einerseits von den atemmechanischen Größen Compliance und Resistance, andererseits von den Beatmungsparametern Inspirationsdauer (TI), Flow ($\dot{V}$), inspiratorische Druckbegrenzung (Pinsp) und PEEP bestimmt wird.

Inflationsdruck = inspiratorischer Spitzendruck – PEEP

Jede Änderung einer dieser Komponenten verändert auch das Tidalvolumen. Wegen der internen Compliance des Respirators (= Dehnbarkeit der Beatmungsschläuche) wird praktisch nie das eingestellte Volumen an die Lungen abgegeben, Korrekturen des VT sind anhand des endexspiratorischen CO_2 bzw. des $PaCO_2$ erforderlich. Das wirklich zugeführte Volumen kann nach folgender Formel berechnet werden (17):

$$VTeff = VTdel - Vkomp$$

VTeff ist das dem Patienten tatsächlich zugeführte Volumen, VTdel das vom Respirator abgegebene ("deliver") Volumen und Vkomp das kompressible Volumen der Beatmungsschläuche.

Bei kleinen Atemvolumina fällt das kompressible Volumen des Beatmungsgerätes mehr ins Gewicht und muß entsprechend scharf kalkuliert werden.

Je höher die *innere Compliance* des Respirators, desto größer die Differenz zwischen eingestelltem und tatsächlichem Atemzugvolumen.

Leckagen im Beatmungssystem oder am ungeblockten Tubus führen zu einem mehr oder weniger starken Abfall des Atemminutenvolumens, insbesonders bei volumenkonstanter Beatmung. Konstant-Flow-Respiratoren können kleine bis mittlere Undichtigkeiten durch Erhöhung des inspiratorischen Flows besser kompensieren, bei größeren Leckagen wird der vorgewählte Inspirationsdruck trotz genügend hohen Flows nicht mehr erreicht, ein Abfall des Atemhubvolumens ist die Folge. Die Beatmung ist so lange suffizient, wie ein inspiratorisches Plateau bestehen bleibt (Abb. 80).

Bei sich verschlechternder Lungencompliance benötigt man einen höheren Beatmungsdruck, um das gleiche Atemhubvolumen applizieren zu können.

> Konstantes VT darf in der Pädiatriebeatmung kein Dogma sein!

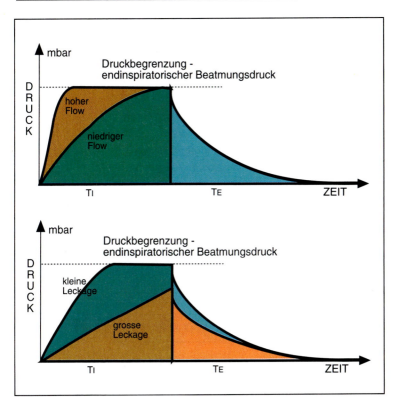

Abb. 80. Druck-Zeit-Diagramme bei Konstant-Flow-Respiratoren.

Inspiratorischer Spitzendruck (PIP) – Inspiratorische Druckbegrenzung

Wegen der Gefahr der Überdehnung der Lungen und Auftreten eines Barotraumas bei Säuglingen und Kleinkindern ist die Druckbegrenzung bei der maschinellen Beatmung von entscheidender Bedeutung.

Je nach Alter und Lungenerkrankung sollte der PIP 20–25 mbar nicht überschreiten (17). Neben der Blutgasanalyse sind wesentliche Hilfsmittel zu seiner Optimierung klinische Zeichen wie die Thoraxexkursion und der Auskultationsbefund bei der Inspiration. Änderungen des Inspirationsdrucks sollen in 2 mbar-Stufen vorgenommen werden.

Beatmungsfrequenz

Steht der PIP fest, orientiert sich die Einstellung der Atemfrequenz an der Notwendigkeit einer adäquaten alveolären Ventilation. Säuglinge werden meist mit Frequenzen zw. 30–40/min beatmet (17), Kleinkinder mit Frequenzen zwischen 20–25/min, größere Kinder zwischen 15–20/min.
Änderungen der Beatmungsfrequenz erfolgen in Stufen zu 3–5/min.

Atemzeitverhältnis (I : E-Ratio)

Beatmungsgeräte lassen entweder eine feste I : E-Einstellung zu oder aber In- und Exspirationszeit sind in Sekunden einstellbar und definieren dann die Atemfrequenz

$$AF = 60/(TI + TE)$$

Bei schweren restriktiven Ventilationsstörungen z.B. beim ARDS (= Acute Respiratory Distress Syndrom) führt eine IRV-Beatmung mit Verlängerung der Inspirationszeit zu einer Verbesserung des pulmonalen Gasaustausches (vgl. Kapitel IRV-Beatmung), andererseits muß bei obstruktiven Ventilationsstörungen die Inspirationszeit verkürzt, die Exspirationszeit verlängert werden, damit eine vollständige Exspiration erfolgen kann (z.B. Status asthmaticus).
Normalerweise werden Inspirationszeiten zwischen 0,4–1,0 sec. angewendet (17). Die Verlängerung der Inspirationszeit dient der Einstellung des inspiratorischen Plateaus. Als obere Grenze gelten etwa 1,2 Sekunden, da eine weitere Verlängerung der Inspirationszeit mit einer erhöhten Inzidenz an Barotraumata einhergeht.

Um ein unbeabsichtigtes "air-trapping" (Intrinsic PEEP) als Folge unvollständiger Ausatmung zu vermeiden, sollte die minimale Exspirationszeit 0,25 Sekunden nicht unterschreiten (29).
Das Atemzeitverhältnis soll bei nicht vorgeschädigter Lunge zwischen 1 : 1 und 1 : 2 liegen.

Flow

Der am Gerät eingestellte Flow muß immer den vom Patienten inspirierten Flow erreichen, damit kein negativer Druck entstehen kann. Ein Flow von 4–10 l/min sind in der Regel beim Säugling ausreichend (17). Ist höherer PIP erforderlich, muß ein entsprechend höherer Flow angeboten werden. Die Höhe des eingestellten Flows bestimmt die Steilheit des Druckanstiegs.

> Bei gleicher Druckbegrenzung wird das Atemzugvolumen (AZV) ganz wesentlich von der Höhe des Atemgasflows bestimmt (Abb. 81).

Die Höhe der Flow-Einstellung in Konstant-Flow-Beatmungsgeräten soll in der Betriebsart CPAP das 21/2–3fache des Atemminutenvolumens betragen, bei einem Minimum von 3–4 l/min (29).

Beispiel:
Körpergewicht: 6 kg
Atemfrequenz (AF): 40/min
Atemhubvolumen (VT): ca. 50 ml (8 ml/kgKG)
$\Rightarrow$ Atemminutenvolumen: VT x AF = 2000 ml
$\Rightarrow$ einzustellender CPAP-Flow: ca. 6 l/min

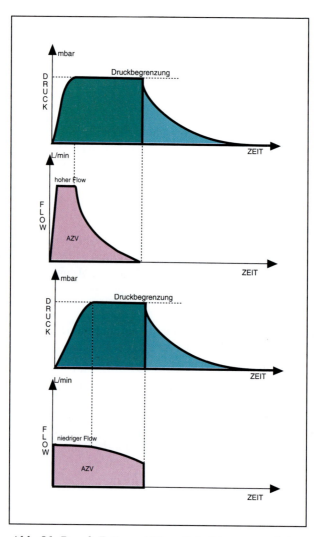

*Abb. 81. Druck-Zeit- und Flow-Zeit-Diagramme bei Konstant-Flow-Respiratoren.
Die violette Fläche ist ein Maß für das applizierte Atemzugvolumen (AZV).*

> Entspricht der *CPAP-Flow* nicht dem inspiratorischen Spitzenbedarf des Patienten, sinkt der positive Atemwegsdruck während der Inspiration zu stark ab.

PEEP

In Abhängigkeit von der Oxygenierung kommen PEEP-Werte zwischen 4 und 8 mbar, im Extremfall bis 10 mbar zur Anwendung. Höhere Werte werden von Kindern nicht gut toleriert und haben eine Überblähung der Lunge mit konsekutiver Behinderung der Lungenperfusion zur Folge (17). Der initiale PEEP sollte etwa 3 mbar betragen, Änderungen des PEEP Niveaus sollten in Schritten von 1–2 mbar durchgeführt werden.

Als niedrigster PEEP vor der Extubation gilt ein Wert von 2 mbar, der gewissermaßen den durch die Glottiseinengung erzeugten, jedoch durch die Intubation wegfallenden *physiologischen PEEP* ersetzt.

Mittlerer Atemwegsdruck (MAP)

Er stellt den gemittelten Druck dar, der auf die Lungen während eines Atemzyklus einwirkt. Bei restriktiven Ventilationsstörungen, wie beim RDS, dem eine mangelnde Entfaltung der Lunge mit verminderter FRC zugrundeliegt, ist der Atemwegsmitteldruck der bestimmende Faktor für die Oxygenierung (8).

Der Atemwegsmitteldruck wird durch die Beatmungsparameter inspiratorischer Flow, inspiratorischer Spitzendruck, Atemzeitverhältnis und PEEP bestimmt und beträgt ca. 5–10 mbar.

Auch der MAP soll möglichst niedrig sein, um die Gefahr eines Barotraumas zu minimieren.

FIO_2

Da hohe inspiratorische O_2-Konzentrationen (> 0,5–06) über längere Zeit verabreicht lungentoxisch sind, muß das Ziel der Beatmungstherapie sein, die FIO_2 so hoch wie erforderlich, jedoch so gering wie möglich zu wählen, d.h. der PaO_2 muß im altersentsprechenden Normbereich sein.

Die inspiratorische Sauerstoffkonzentration soll daher nur so hoch gewählt werden, daß der PaO_2 beim Neugeborenen zwischen 60–90 mmHg, beim Säugling und Kleinkind etwa 100 mmHg beträgt (29).

Ein *PaO_2* von 50–80 mmHg ist beim Neugeborenen normal. PaO_2–Werte > 100 mmHg führen bei Frühgeborenen zur sogenannten *"retrolentalen Fibroplasie"*.

Bei dieser Altersgruppe ist das *kontinuierliche transkutane PO_2-Monitoring* obligat, dessen Genauigkeit um weniger als ± 5 mmHg von der arteriellen Blutgasmessung abweicht (6,8).

Kontrollierte Beatmungsformen

Im *Neugeborenen- und Säuglingsalter* wird die *druckkontrollierte, zeitgesteuerte Beatmung* gegenüber der volumenkonstanten Beatmung bevorzugt. Ein Vorteil der druckkontrollierten, zeitgesteuerten Konstant-Flow-Respiratoren liegt im konstanten Flow auch während der Exspiration, der eine Eigenatmung des Kindes – wenn auch ungetriggert – ermöglicht (29).

Ab einem *Körpergewicht von etwa 10 kg* wird eine *volumenkonstante, zeitgesteuerte, druckbegrenzte* Beatmung bevorzugt, das Gesamtmanagement ähnelt ab dem dritten Lebensjahr immer mehr den Gegebenheiten des Erwachsenen. Als grundsätzliche Richtlinie kann ein initiales Atemhubvolumen (VT) von 10–15 ml/kgKG gelten. Der Spitzendruck (PIP) sollte 20 mbar nicht überschreiten (17).

Grundeinstellung des Respirators beim *Säugling*
(Konstant-Flow-Respirator):

> **Einstellung des Respirators beim Säugling:**
> **(Annahme 5 kgKG)**
>
> | | |
> |---|---|
> | Inspirationszeit (TI): | 0,6 – 0,8 sec |
> | Exspirationszeit (TE): | 1,0 – 1,2 sec |
> | Atemfrequenz (AF): | zw. 30 – 40/min |
> | Atemzeitverhältnis (I : E): | zw. 1 : 1 – 1 : 2 |
> | Inspiratorischer Flow ($\dot{V}$): | 5–10 l/min ($\cong$ 3 x AMV) |
> | Inspiratorische Druckbegrenzung: | $\leq$ 20 mbar |
> | PEEP: | 3 mbar |
> | FIO_2: | 50% (bzw. so hoch, daß PaO_2 im Normbereich ist) |

Die *Grundeinstellung des Respirators* kann bei den meisten *Kindern* in folgender Weise vorgenommen werden (19):

> **Initiale Einstellung des Respirators bei Kindern:**
>
> | | |
> |---|---|
> | Beatmungsfrequenz: | 20–25/min bei Kleinkindern |
> | | 15–20/min bei älteren Kindern |
> | Atemzugvolumen: | 10–15ml/kgKG |
> | I : E-Verhältnis: | 1 : 2 |
> | PEEP: | 3–5 mbar |
> | Druckbegrenzung: | $\leq$ 20 mbar |
> | FIO_2 : | 50% (bzw. so hoch, daß der PaO_2 im Normbereich ist) |

Kontinuierliches Monitoring mittels *Pulsoxymetrie* und *Kapnometrie* ist obligat und stellt einen unverzichtbaren Sicherheitsstandard dar.

Die primäre Respiratoreinstellung sollte durch eine *Blutgasanalyse* kontrolliert werden:

> *Zielgröße:* PaO$_2$: ≥ 100 mmHg (Ausnahme: Neugeborene)
> PaCO$_2$: zw. 35–45 mmHg (Ausnahme: Schädel-
> Hirn-Trauma)

Da die Inspirationszeit (TI) und der inspiratorische Flow ($\dot{V}$) vorgegeben werden, kann aus diesen zwei Faktoren das verabreichte Tidalvolumen errechnet werden:

$$VT = \dot{V} \times TI$$

Die **Wahl der Beatmungsform** ist in der Pädiatrie in erster Linie vom Alter des Kindes abhängig:

Neugeborene und Säuglinge werden am besten **kontrolliert** beatmet, da sie häufig nicht in der Lage sind, die Atemarbeit zur Triggerung des Inspirationsventils aufzubringen(8).

Augmentierende Beatmungsformen können bei **älteren Kindern** mit Erfolg angewendet werden. IMV meist in Kombination mit PEEP und CPAP gehören zu den häufigsten Beatmungsformen in der pädiatrischen Intensivmedizin und werden in erster Linie im Rahmen des "Weanings" eingesetzt. Auch ASB kann zur Entwöhnung vom Respirator eingesetzt werden. Durch CPAP kann vielen Säuglingen die maschinelle Beatmung erspart werden. CPAP wird nicht nur in Verbindung mit einem Endotrachealtubus angewendet, sondern auch über nasale Tuben, die in den Rachen vorgeschoben werden bis die Spitze unter dem weichen Gaumen erscheint (sogenannter "Nasen-CPAP"). Dichtsitzende Gesichtsmasken kommen ebenfalls zur Anwendung.

Respiratoren für Neugeborene und Säuglinge

Als spezielle **Pädiatrierespiratoren** sind **zeitgesteuerte druckkontrollierte Konstant-Flow-Generatoren** in Verwendung. Bei diesen Geräten fließt Atemgas **kontinuierlich** über einen Flow-Einsteller und Druckbegrenzer durch das Y-Stück zum Patienten. Durch Öffnen und Schließen des Exspirationsventils entstehen In- und Exspirationsphasen. Während der Inspirationsphase wird das Exspirationsventil geschlossen, so daß es zu einer Umleitung des Inspirationsflusses in die Lunge kommt. Wird die Druckbegrenzung erreicht, wird das Exspirationsventil so weit geöffnet, das kein Atemgas mehr in die Lunge hineinströmt, sondern das permanent fließende Atemgas über das Exspirationsventil abfließt (Abb. 82). Dieser Druck wird bis zum Ende der Inspirationszeit als Plateau gehalten. Während der Exspiration schaltet das Umschaltventil je nach Gerätetyp entweder auf einen fest eingestellten Exspirationsflow um (z.B. 10 l/min) oder der Exspirationsflow kann separat variiert werden (1–30 l/min) z.B. für eine verbesserte CO_2-Ausspülung des Y-Stücks (8, 29).

Neuerdings ermöglichen Pädiatrierespiratoren der jüngsten Generation (z.B. Dräger Babylog 8000) die genaue Messung auch kleinster Tidalvolumina mittels Flowmessung über einen Sensor, der patientennahe am Y-Stück eingebaut ist (27). Dies ermöglicht eine volumengesteuerte Triggerung des Respirators mit Triggervolumina bis zu 0,3 ml (8).

Dadurch konnte die Patientensicherheit erheblich verbessert werden. Dieses Gerät ist außerdem mit einem Display ausgestattet, auf welchem das Druck-Zeit-Diagramm, das Flow-Zeit-Diagramm, die Atemvolumina und die Beatmungsdrücke abgelesen werden können.

Das Gerät kann in den Betriebsarten CPPV, S-CPPV, (S)IMV und CPAP arbeiten (8).

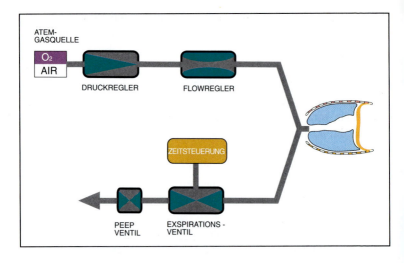

Abb. 82. Konstant-Flow-Respirator: Funktionsprinzip.

Technologie der Beatmungsgeräte

Gasversorgung

Die Versorgung von Narkose- und Intensivrespiratoren mit Atemgasen kann über Flaschen oder über eine zentrale Gasversorgung erfolgen. Gasflaschen und -schläuche müssen farblich gekennzeichnet sein, um Verwechslungen zu vermeiden. Die *DIN-Norm* schreibt für

- Sauerstoff blaue
- Lachgas graue
- Druckluft gelbe und
- Vakuum weiße Kennzeichnung vor.

Die Gasentnahmestellen der zentralen Gasversorgung sind mit Rückschlagventilen gesichert, die sich nur mit Hilfe spezieller *Steckkupplungen* öffnen lassen. Zur Vermeidung von folgenschweren Verwechslungen ist die Entnahme eines bestimmten Gases über eine Schlauchleitung prinzipiell nur mittels der zugehörigen Steckkupplung möglich, die in der Formgebung gasartspezifisch und damit unverwechselbar ist. Nachträgliche Manipulationen oder Umbauten an Schläuchen und Steckverbindungen sowie der Einsatz unspezifischer Adapter sind gesetzlich verboten (28).

Gase aus Flaschen stehen unter hohem Druck: maximal 200 bar für Sauerstoff, maximal 60 bar für Lachgas. Reduzierventile vermindern den Gasdruck auf etwa 5 bar. Die Drücke an den Entnahmestellen der zentralen Gasversorgung liegen ebenfalls bei 5 bar. Bei Druckabfall in der Sauerstoffleitung unter einem vom Hersteller anzugebenden Wert, z.B. 1,5 bar, ertönt ein O_2-Gasmangelalarm, der nicht abschaltbar ist (28).

Da Sauerstoff in Flaschen gasförmig vorliegt, errechnet sich der Vorrat in Litern nach dem *Boyle-Mariotte'schem-Gasgesetz* (Volumen x Druck = const) durch Multiplikation des Rauminhaltes der Flasche mit dem am Manometer angezeigten Druck (28).

Boyle-Mariotte'sches-Gasgesetz: Volumen x Druck = const

Beispiel: Rauminhalt der Flasche: 2,5 l
Flaschendruck: 200 bar
$\Rightarrow$ verfügbare Sauerstoffmenge: 2,5 x 200 = 500 Liter

Nach der folgenden Formel kann leicht ausgerechnet werden, wie lange ein Patient mit einer O_2-Bombe beatmet werden kann.

Betriebszeit = V x P : (AMV + 1)

Die in der Notfallmedizin üblicherweise verwendeten 2,5-Liter-Flaschen beinhalten bei 200 bar 500 l Sauerstoff. Wird der Patient mit einem Atemminutenvolumen (AMV) von z.B. 9 l/min mit 100% O_2 ("*No Air-Mix*") beatmet, reicht der O_2-Vorrat für 50 Minuten aus. In der Formel ist der Gasverbrauch des Transportrespirators mit 1l/min (pneumatischer Antrieb) berücksichtigt.
Wird der Transportrespirator auf die Betriebsart "*Air-Mix*" (60% Sauerstoff) gestellt, erhöht sich die Betriebszeit auf knapp 100 Minuten.

Gasmischer

Der Gasmischer hat eine einstellbare Sauerstoffkonzentration im Atemgas zu gewährleisten. Die Ausgangsgase (meist Sauerstoff und Luft oder Sauerstoff und Lachgas) sollen so gemischt werden, daß die gewünschte Konzentration entsteht. Drei Arten von Gasmischern werden unterschieden:

1) Druckgasmischer

Die Gase werden direkt aus der Zentralversorgung über zwei Drosselventile (sogenannte *High Pressure Servoventile-HPV*) mit veränderlichem Querschnitt zusammengeführt. Die O_2-Konzentration ist direkt ablesbar und einstellbar. Das Gasgemisch kann auch als Antrieb verwendet werden, da hohe Drücke möglich sind.

Geräte: Intensivrespiratoren

2) *Strömungsmischer*

Die Floweinstellung erfolgt über Rotameter. Diese bestehen aus senkrecht angeordneten Gasflußröhren mit einem Schwebekörper, der in Abhängigkeit vom Gasfluß steigt oder sinkt. Der Gasfluß wird in der Mitte des Balls abgelesen.

Nachteil: niedriger Flow, daher können Strömungsmischer nicht als Antriebssystem verwendet werden.

Geräte: die meisten Narkoserespiratoren

3) *Injektormischer*

Der Sauerstoff tritt als Jet-Strahl in eine Venturi-Düse ein, zusätzlich wird Umgebungsluft je nach Geschwindigkeit des Jet-Stroms in den Gasmischer angesaugt (29).

Nachteil: Nur Air-Mix (FIO_2 etwa 60%) oder No-Air-Mix (FIO_2 100%) möglich.

Geräte: z.B. Dräger Oxylog

Venturi-Effekt:
Strömt Gas (z.B. Sauerstoff) durch eine sich verengende Röhre, so erhöht sich einerseits die Geschwindigkeit, mit der das Gas die Engstelle verläßt, andererseits kommt es zu einem Druckabfall hinter der Engstelle. Ist an dieser Stelle der statische Druck kleiner als der atmosphärische Druck, entsteht eine *Sogwirkung*: Raumluft wird angesaugt (Abb. 84).

Klassifizierung der Respiratoren nach dem Steuerprinzip

Die *Steuerung* bezeichnet jene Parameter, deren Erreichen die Beendigung von Inspiration und Exspiration bewirken (Abb. 83). Sie bestimmt wesentlich das Verhalten eines Respirators bei Veränderung der Lungenmechanik.

Häufig anzutreffende *inspiratorische Steuerungen* sind:

- *Zeitsteuerung:*
  Der Ablauf einer vorgegebenen Zeit beendet die Inspiration.
- *Drucksteuerung:*
  Das Erreichen eines vorgewählten Druckes in den oberen Atemwegen beendet die Inspiration.
- *Flowsteuerung:*
  Das Unterschreiten eines fix vorgegebenen Inspirationsflows beendet die Inspiration.
- *Volumensteuerung:*
  Die Abgabe eines vorgewählten Volumens beendet die Inspiration.

Die *exspiratorische Steuerung* beschränkt sich im wesentlichen auf:

- *Zeitsteuerung:*
  Der Ablauf einer vorgegebenen Zeit beendet die Exspiration (kontrollierte Beatmung).
- *Patiententrigger:*
  Das Erkennen eines spontanen Einatemversuches beendet die Exspiration (assistierte Beatmung).

Triggerung

Der Trigger ist ein wichtiges Schaltelement eines Beatmungsgerätes und ermöglicht die Kommunikation zwischen Patient und Respirator. Über einen spezifischen Steuermechanismus werden Spontanatmungsbemühungen des Patienten erkannt und durch Auslösen eines maschinellen Beatmungshubes (*"patientengetriggerte, assistierte Beatmung"*) beantwortet oder, bei Spontanatmung am Respirator, ein adäquater Flow zur Verfügung gestellt (*"demand flow"*) (27).

Zwei Arten von Trigger werden unterschieden:

- **Drucktrigger**
- **Flowtrigger**

Elektronische Drucktrigger arbeiten mit *Drucksensoren*, die den Unterdruck in ein elektrisches Signal umwandeln und die Ventile bei entsprechender Signalstärke öffnen. Bei einer Flowtriggerung wird die Triggerschwelle als Flowäquivalent (in ml/min) eingestellt (27).

Die *Triggerschwelle (Triggerempfindlichkeit)* ist der Betrag, um den der Druck unter den Bezugsdruck (= endexspiratorischer Druck) abfallen muß, damit eine Inspiration ausgelöst wird.
Je nach Gerätetyp kann die Triggerschwelle für die Drucktriggerung manuell eingestellt werden oder sie ist fix vorgegeben.

Faustregel für die Triggerschwelle:
2 mbar unter dem endexspiratorischem Druck

Die Triggerschwelle für die Flowtriggerung kann zwischen 1–15 l/min variiert werden. Im klinischen Routinebetrieb hat sich eine Triggerschwelle von 5 l/min bewährt.

Zu hohe Triggerschwellen führen, insbesonders bei Spontanatmungsformen, zu Erhöhung der Atemarbeit mit der Gefahr der respiratorischen Erschöpfung.
Bei zu niedrigen Triggerschwellen kann es dagegen zu einer sogenannten *"Selbsttriggerung"* kommen: Geringe Schwankungen von Druck, Flow oder Volumen, z.B. durch Bewegung des Patienten oder Berührung der Atemschläuche, können bereits eine unerwünschte geräteseitige Inspiration auslösen (27).

Unter *Triggerlatenz* versteht man die Zeit zwischen Erreichen der Triggerschwelle und der Auslösung des maschinellen Beatmungshubes. Die Triggerlatenz ist gerätespezifisch. Sie soll kleiner als 150 msec sein.

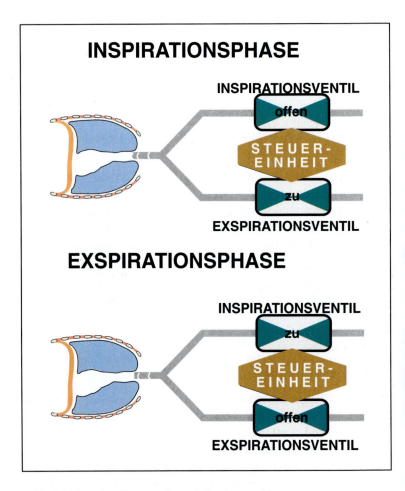

Abb. 83. Ventilstellung während des Atemzyklus.

Klassifizierung der Respiratoren nach dem Antriebsprinzip

Der *Antrieb* ist jene Respiratoreinrichtung, der die Volumenverschiebung (also die Atemgasapplikation) gewährleistet (18):

Antriebsarten (Energiequellen)

- *Pneumatisch*

Diese Respiratoren benötigen eine leistungsfähige Druckgasversorgungsanlage. Sie sind jedoch unabhängig vom elektrischen Strom einsetzbar, was in speziellen Situationen von Vorteil ist: z.b. Beatmung während Patiententransport, in der Überdruckkammer, bei Stromausfall.

- *Elektrisch*

Moderne Intensivrespiratoren benützen diese Energiequelle.
Vorteil: Betrieb bei Ausfall der Druckgasversorgung ist bei gewissen Geräten möglich. Eine *automatische Gasumschaltung* schaltet bei Ausfall eines Versorgungsgases (Sauerstoff oder Druckluft) automatisch auf das andere um.

Nach der Trennung von Antriebs- und Beatmungseinheit werden zwei Systeme unterschieden:

- *Strömungssysteme*
- *Balgsysteme*

1) Strömungssysteme

Dabei wird das unter hohem Druck stehende Atemgasgemisch als Antrieb verwendet. Das Atemgas wird über *Gasdosierventile* für Sauerstoff und Luft (sogenannte *High-Pressure-Servoventile - HPV*) appliziert, die den erreichten Flow ständig innerhalb weniger Millisekunden messen und den Querschnitt des Ventils auf den gewünschten Wert einregulieren. Der Atemgasflow wird mittels eines Strömungsmeßgerätes gemessen, durch elektronische Integration der Flächeninhalt der Flow-Zeitkurve ermittelt, welcher ein Maß für das Atemhubvolumen darstellt.

Ist der Flow konstant, errechnet sich das applizierte Tidalvolumen VT aus dem Produkt Flow ($\dot{V}$) mal Inspirationszeit (TI).

$$VT = \dot{V} \times TI$$

Beispiel: Flow 30 l/min, AF 10/min, I : E 1 : 2 d.h.
      TI = 2 sec, TE = 4 sec

Da der Flow in l/min und TI in Sekunden angegeben ist, muß zunächst in l/sec umgerechnet werden: (30 : 60) x 2 = 1, d.h. VT beträgt 1l, das AMV beträgt 10 l.

Man unterscheidet:

• *Konstant-Flow-Generator*
• *Intermittierender Konstant-Flow-Generator (Flow-Zerhacker)*

a) Konstant-Flow-Generator

Bei diesen Geräten fließt Atemgas *kontinuierlich* über einen Floweinsteller und Druckbegrenzer durch das Y-Stück zum Patienten. Durch Öffnen und Schließen des Exspirationsventils entstehen In- und Exspirationsphasen. Während der Inspirationsphase wird das Exspirationsventil geschlossen, so daß es zu einer Umleitung des Inspirationsflusses in die Lunge kommt. Ist die Druckbegrenzung erreicht, wird das Exspirationsventil so weit geöffnet, daß kein Atemgas mehr in die Lungen hineinströmt, sondern das permanent fließende Atemgas über das Exspirationsventil abfließt (Abb. 82). Dieser Druck wird bis zum Ende der Inspirationszeit als Plateau gehalten. Während der Exspiration schaltet das Umschaltventil auf einen fest eingestellten Exspirationsflow um (z.B. 10 Liter/min – je nach Gerätetyp) (8, 29).

Ein *Beispiel* für dieses Gerätekonzept ist der Dräger-Babylog.

b) Intermittierender Konstant-Flow-Generator (Flow-Zerhacker)

Beim Flow-Zerhacker-Prinzip liefert der Respirator einen konstanten fest vorgegebenen Flow, der durch die Steuereinheit über das

Inspirationsventil an- und abgeschaltet wird. Der *konstante Gasstrom* wird also während der Exspiration *unterbrochen (zerhackt)*. Die Beatmung erfogt dadurch, daß über die Steuereinheit während der Inspiration das Inspirationventil geöffnet, das Exspirationsventil geschlossen und während der Exspiration das Inspirationsventil geschlossen, das Exspirationsventil geöffnet wird (Abb. 84).
Ein *Beispiel* für dieses Gerätekonzept ist der Dräger-Oxylog .

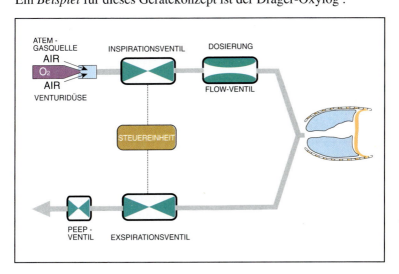

Abb. 84. *Intermittierender Konstant-Flow-Generator (Flow-Zerhacker): Funktionsprinzip.*

2) Balgsysteme

Bag in Bottle-Prinzip

Bei diesem Funktionsprinzip fließt Atemgas kontinuierlich über eine Dosiereinrichtung. Über die Steuereinrichtung wird während der Inspiration das Inspirationsventil geöffnet, das Exspirationsventil geschlossen, und umgekehrt bei der Exspiration. Während der Exspirationszeit wird der Beutel (*bag*) aus der Atemgasquelle gefüllt. Der Beutel befindet sich in einer druckfesten Kammer (*bottle*) (Abb. 85).

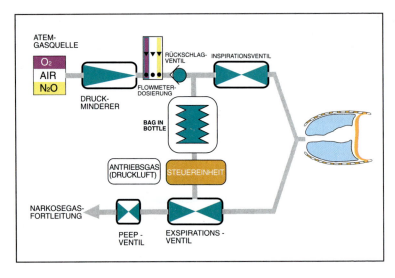

Abb. 85. Bag in Bottle-Funktionsprinzip.

Schaltet die Steuerung auf Inspiration, öffnet das Inspirationsventil, das Exspirationsventil wird geschlossen, und die Steuereinheit bewirkt über entsprechende Ventile, daß das Antriebsgas (Druckluft) in die Kammer fließen kann. Der entstehende Druck bewirkt ein Zusammendrücken des Atembalgs und das im Beutel vorhandene Atemgas fließt in die Lungen des Patienten. Der Druck, mit dem der Balg ausgedrückt wird, bezeichnet man als *Arbeitsdruck*, welcher je nach Gerätetyp entweder frei wählbar (z.B. Dräger AV I) oder fest vorgegeben ist (beim Dräger-Ventilog 80 mbar). Der Arbeitsdruck begrenzt gleichzeitig den maximalen oberen Beatmungsdruck. Während der Inspiration fließt demnach neben dem Gasstrom aus dem Beutel noch der kontinuierliche Frischgasstrom aus der Atemgasquelle zum Patienten (28, 29).

Durch die pneumatische Kopplung mittels "Bag in Bottle" wird eine vollkommene Trennung zwischen Antriebseinheit (= Primärsystem) und Narkosesystem (= Sekundärsystem, Patientensystem) erreicht: Kontamination der Antriebseinheit mit Exspirationsgasen wird sicher vermieden, sodaß zwischen den Einsätzen lediglich das Patientensystem aufbereitet werden muß (28).

Einige Narkoserespiratoren wie z.b. der Dräger Sulla mit Ventilog oder der Engström Narkoserespirator Elsa arbeiten nach diesem Funktionsprinzip.

Weiterführende Literatur

1. Aloy A, Schragl E (1995) Jet Ventilation Technische Grundlagen und klinische Anwendungen. 1. Aufl. Springer-Verlag Wien New York

2. Baum M, Benzer H (1993) Einsatz von Atemhilfen. In. Benzer H, Burchardi H, Larsen R, Suter P.M. (Hrsg). Intensivmedizin 6. Aufl. Springer-Verlag Berlin New York

3. Baum M, Benzer H, Putensen Ch, Koller W, Putz G (1989) Biphasic Positive Airway Pressure (BIPAP) – eine neue Form der augmentierenden Beatmung. Anaesthesist 38: 452–458

4. Bein Th, Metz Ch, Eberl-Lehmann P, Taeger K (1993) Die druckgesteuerte Beatmung mit inversem Atemzeitverhältnis bei schwerer respiratorischer Insuffizienz. Intensivmed. 30: 73–78

5. Benzer H, Bergmann H, Mutz N (1988) Die künstliche Beatmung auf Intensivstationen. In. Beiträge zur Anaesthesiologie und Intensivmedizin Band 25 Verlag Wilhelm Maudrich Wien-München-Berlin

6. Burchardi H (1993) Lungenfunktionsdiagnostik. In. Benzer H, Burchardi, Larsen, Suter P.M. (Hrsg). Intensivmedizin 6. Aufl. Springer-Verlag Wien New York

7. Czech K, Mauritz W, Sporn P (1983) Superimposed high frequency jet bei ARDS (Abstract). Anaesthesist 32 (Suppl.): 347

8. Fösel Th, Kraus G. (1993) Beatmung von Kindern in Anästhesie und Intensivmedizin. Springer-Verlag Wien New York

9. Heindl W, Kapfhammer (1989) Intrinsic PEEP bei COPD Patienten. In. Deutsch E, Dienstl F, Kleinberger, Laggner A, Lenz K, Ritz R, Schuster HP (Hrsg) Aktuelle Intensivmedizin 7 – Pulmonale Probleme des Intensivpatienten. Schattauer Stuttgart New York

10. Heinrichs W (1992) Positiv endexspiratorischer Druck (PEEP). Anaesthesist 41: 653–669

11. Hörmann Ch, Benzer H, Putensen Ch, Koller W, Putz G, Lingnau W (1992) ARDS des Erwachsenen. Anästhesiol. Intensivmed. Notfallmed. Schmerzther. 27: 305–309

12. Hörmann Ch, Benzer H, Baum M, Wicke K, Putensen C, Putz G, Hartlieb S (1994) Bauchlagerung im ARDS. Anaesthesist 43: 454–462

13. Hörmann Ch, Benzer H, Putz G, Wicke K (1993) Kinetische Therapie beim ARDS. Intensivmed. 30: 161–167

14. Hörmann Ch, Baum M, Putensen Ch, Mutz N., Benzer H (1994) Biphasic positive airway pressure (BIPAP) – a new mode of ventilatory support. European Journal of Anaesthesiology. 11: 37–42

15. Jellinek H, Felfernig M, Zimpfer M (1993) Seitengetrennte Beatmung. In. Kleinberger G, Lenz K, Ritz R, Schuster HP, Simbrunner G, Slany J (Hrsg) Intensivmedizinisches Seminar Band 5 Beatmung, Springer Verlag Wien New York

16. Kilian J, Benzer H, Ahnefeld FW (1991) Grundzüge der Beatmung, Band 39, Klinische Anästhesiologie und Intensivtherapie Springer-Verlag Wien New York

17. Kowald B, Simons F (1992) Konventionelle Beatmungstechniken im Kindesalter. Anästhesiol. Intensivmed. Notfallmed. Schmerzther. 27: 426–431

18. Lawin P (1989) Praxis der Intensivbehandlung. 5. Aufl. Thieme Verlag,Stuttgart

19. Larsen R (1994) Anästhesie. 4. Aufl. Urban & Schwarzenberg, München-Wien-Baltimore

20. Lenz K (1993) Beatmung bei Herzinsuffizienz - Einfluß der Beatmung auf das Herzkreislaufsystem. In. Kleinberger G, Lenz K, Ritz R, Schuster HP, Simbrunner G, Slany J. (Hrsg) Intensivmedizinisches Seminar Band 5 Beatmung. Springer-Verlag Wien New York

21. Mang H, Rügheimer E. (1993) Perioperative Atemtherapie senkt das Risiko respiratorischer Komplikationen – Faktum oder Fiktion? Anästhesiol. Intensivmed. Notfallmed. Schmerzther. 28: 385–388

22. Matthys H (1988) Clearancemechanismen der Bronchialschleimhaut. Atemw.-Lungenkrkh. 6: 280–284

23. Meyer J (1991) Neue Beatmungsformen. Anästhesiol. Intensivmed. Notfallmed. Schmerzther. 26: 337–342

24. Mortensen J D (1992) Intravascular oxygenator: A new alternative method for augmenting blood gas transfer in patients with acute respiratory failure. Artificial Organs 16:75

25. Nemes C (1992) Lunge und Atmung. In. Niemer M, Nemes C., Lundsgaard Hansen P., Blauhut B. Datenbuch Intensivmedizin 3. Aufl. Gustav Fischer Verlag, Stuttgart-Jena-New York

26. Putensen Ch, Räsänen J, Lopez F, Downs J (1994) Effect of interfacing between Spontaneous Breathing and Mechanical Cycles on the Ventilation-Perfusion Distribution in Canine Lung Injury. Anesthesiology 81: 921–930

27. Rathgeber J. (1993) Beatmungsgeräte in der Intensivmedizin. Anaesthesist 42: 396–417

28. Rathgeber J. (1993) Narkosegeräte und -Respiratoren. Anaesthesist 42: 885-909

29. Rathgeber J. (1994) Praxis der maschinellen Beatmung. Praktische Gerätetechnik Hrsg.: Klaus Züchner Aktiv Druck & Verlag GmbH, Ebelsbach

30. Rindfleisch F, Murr R. (1989) Die Therapie des erhöhten intrakraniellen Drucks. Anästh. Intensivmed. 30: 7–18

31. Rossaint R, Lewandowski K, Falke K (1993) NO in der Therapie des ARDS. In. Kleinberger G, Lenz K, Ritz R, Schuster HP, Simbrunner G, Slany J (Hrsg) Intensivmedizinisches Seminar Band 5 Beatmung, Springer-Verlag Wien New York

32. Rossaint R, Falke K, Lopez F, Slama K, Pison U, Zapol W (1993) Inhaled nitric oxide for the adult respiratory distress syndrome. N Engl J Med 328: 399–405

33. Rossaint R, Lewandowski K, Pappert D, Slama K, Falke K (1994) Die Therapie des ARDS Teil 1. Anaesthesist 43: 298–308

34. Rossaint R, Pappert D, Gerlach H, Falke K (1994) Die Therapie des ARDS Teil 2 Anaesthesist 43: 364–375

35. Roth F (1993) Anfeuchtung der Atemgase. In. Kleinberger G, Lenz K, Ritz R, Schuster HP, Simbrunner G, Slany J (Hrsg) Intensivmedizinisches Seminar Band 5 Beatmung. Springer-Verlag Wien New York

36. Schmidt W (1987) Angewandte Lungenfunktionsprüfung, 3. Aufl. Dustri Verlag München

37. Schwender D, Hässler R, Schulte-Steinberg H (1990) Asthma bronchiale – Intensivmedizinische Aspekte. Fortschr. Anästh. 4: 39–42

38. Schlitt H.J, Werner U, Schandelmaier P, Krettek C, Dreinhöfer K, Hauss J, Pichlmayr R (1991) Posttraumatisches akutes Lungenversagen – Behandlung durch drucklimitierte Beatmung und kontinuierlichen Lagewechsel. Dtsch. med. Wschr. 116: 1257–1264

39. Shapiro B (1985) PEEP therapy in acute lung injury. ASA Refresher Course. 12-16.10.1985 Amer. Soc. of Anesth. pg. 173 (1–6)

40. Shelly MP, Lloyd GM, Park GR (1988) A review of the mechanism and methods of humidification of inspired gases. Intens. Care Med. 14: 1

41. Singbartl G, Cunitz G (1987) Pathophysiologische Grundlagen, notfallmedizinische Aspekte und anaesthesiologische Maßnahmen beim schweren Schädel-Hirn-Trauma. Anaesthesist 36: 321–332

42. Stubbig K, Schmidt H, Böhrer H, Huster T H, Bach A, Motsch J (1992) Surfactantapplikation bei akutem Lungenversagen. Anaesthesist 41: 555–558

43. Suter P.M (1988) Akute respiratorische Insuffizienz und Beatmung. In. Schuster HP, Schölmerich P, Schönborn H, Baum P Intensivmedizin. 3. Aufl. Thieme Verlag, Stuttgart

44. Taeger K (1994) Die Lunge. 3. Aufl. PERIMED-spitta Med. Verlag, Balingen

45. Wait J, Pitcher W.D, Pingleton (1995) Chronic Obstructive Pulmonary Disease. In. Parillo J, Bone R (ed.) Critical Care Medicine: Principles of Diagnosis and Mangement. Mosby-Year Book, St. Louis

46. Weiler N, Heinrichs W (1993) Moderne Beatmungsformen. Anaesthesist 42: 813–832

47. Zapol W M (1993) Minidose inhaled nitric oxide: less is better. Intensive Care Med. 19: 433–434

Stichwortregister

A

Additive Methoden 88

Air-trapping 105, 173, 176, 200, 215

Airway closure 65

Alkalose
- Respiratorisch 35

Alveolar-Öffnungsdruck 22

Alveolar recruitment 100, 106

Alveolar-Verschlußdruck 22

Alveolarepithel 6

Alveolo-arterielle Sauerstoffdifferenz 35

Alveolo-kapilläre Membran 6

Antidiuretisches Hormon (ADH) 153

Antrieb
- Elektrisch 229
- Pneumatisch 229

Arbeitsdruck 80,232

ARDS 171
- Beatmungsform 172
- Beatmungsmuster 172
- Low volume-high frequency ventilation 172

Assistor 167

Asthma bronchiale 172

Astrup 35

Atemantrieb 174

Atemarbeit 28, 85

Atemfrequenz 77, 210

Atemgas
- Anfeuchtung 161
- Erwärmung 161

Atemgaskonditionierung 161

Atemhilfen 73, 86
- Augmentierend 87

Atemhilfsmuskulatur 10

Atemhubvolumen 59

Ateminsuffizienz
- Postoperativ 75
- Posttraumatisch 75
- Ursachen 75

Atemmechanische Größen 15

Atemminutenvolumen 77

Atemmuskulatur
- O_2-Verbrauch 32

Atemruhelage 10

Atemtherapie 88
- Konservativ 164
- Apparativ 164

Atemvolumen
- Effektives 98

Atemwegswiderstand 15
- Effektiv 16

Atemzeitverhältnis 78

Atemzugvolumen 77, 209, 211

Atemzyklus 77

Atrial natriuretisches Hormon 153

Azidose
- Respiratorisch 35

B

Baby lung 171
Bag in Bottle-Prinzip 231
Balgsysteme 231
Barotrauma 91, 96, 150, 171
Bauchatmung 10
Beatmung
 – Indikation 85
 – Nebenwirkungen 150
 – Monitoring 156
 – Säuglings- und Kindesalter
  207
Beatmungformen
 – Assistiert 113
 – BIPAP-APRV 139
 – BIPAP-SIMV 140
 – Biphasic Positive Airway
  Pressure (BIPAP) 130
 – CMV-BIPAP 133
 – IMV-BIPAP 133
 – Continuous Positive Air-
  way Pressure (CPAP) 122
 – Druckkontrolliert (Pressure
  Controlled Ventilation) 95
 – Druckkontrolliert-volumen-
  konstant 98
 – Drucklimitiert (Pressure Li-
  mited Ventilation) 94
 – Flußkontrolliert 90
 – GENUINER-BIPAP 133
 – Inspirationsassistenz
  (ASB) 118, 174
 – Intermittierende mandatori-
  sche Ventilation (IMV) 114
 – Kontrolliert 89
 – Mandatorische Minutenvo-
  lumen-Ventilation (MMV)
  118

 – mit intermittierendem posi-
  tivem Druck (IPPV) 89
 – mit kontinuierlichem positi-
  vem Druck (CPPV) 89
 – mit niedrigem Inspirations-
  flow 91
 – Seitengetrennte Beatmung
  141
 – SIMV-Pressure Controlled
  117
 – SIMV-Volume Controlled
  117
 – Synchronisierte mandatori-
  sche Ventilation (SIMV) 115
 – Volume controlled minimal
  flow ventilation 92
 – Volumenkontrolliert (volu-
  menkonstant) 90
Beatmungsdruck
 – Anstieg 157
 – Abfall 158
 – Mitteldruck 79, 217
 – Plateau 57, 79, 212, 214
 – Spitzendruck 79, 91, 213
Beatmungsformen 85
Beatmungsgeräte
 – Technologie 223
Beatmungsmitteldruck 79, 217
Beatmungsmonitoring 156
 – Apnoe-Ventilation 159
 – Atemgastemperatur 160
 – Beatmungsdruck 156
 – Hechelüberwachung 158
 – Inspiratorische Sauerstoff-
  konzentration 160
 – Volumenüberwachung 158
Beatmungsmuster 77, 85
Beatmungstechnik 77

242

Begrenzung 91
Betaadrenerge Substanzen 5
Bias-flow 204
Blutgasanalyse 35, 136, 219
Bohr-Effekt 70
Boyle-Mariotte'sche Gasgesetz
8, 223
Bronchioli respiratorii 4
Bronchotron 202
Brustatmung 10

C

Clearance
– Mukoziliär 5, 161
– Tussiv 5
Clini-Jet® 164, 203
Closing Capacity 62
Closing Volume 62
CMV = Controlled Mechanical
Ventilation 89, 175
Compliance 19, 208, 211
– Dynamisch 25
– Effektiv 25
– Gesamt 26
– Interne (innere) 25, 209,
212
– Normalwerte 27
– Spezifisch 24
– Statisch 24
COPD 172
– Beatmungsform 174
– Beatmungsmuster 175
Cor pulmonale 44,
CPAP 134
– Continuous-Flow-
CPAP 124
– Demand-Flow-CPAP 129

CPPV = Continuous Positive
Pressure Ventilation 89

D

Dauer-Jet
– Superponiert 166, 204
Deep sigh 52, 102
Demand-Ventil 129
Diagramm
– Druck-Zeit- 13, 78, 80
– Flow-Zeit- 83
– Volumen-Zeit- 83
Diffusion 33
Dobutamin 102
Dopamin 102
Druck-Volumen-Beziehung
– Dynamisch 29
Druck-Volumen-Diagramm 23
Druck-Zeit-Diagramm 13, 78
Druck
– Alveolar 18
– Arbeitsdruck 80, 232
– Arterieller Mitteldruck
154, 178
– Druck-Zeit-Diagramm 13,
78, 80
– elastischer Retraktions- 18,
26
– Inflations- 211
– intrakraniell 154, 178, 185
– Intrapleural 12, 181
– Intrapulmonal 12
– Intrathorakal 150
– Kohlendioxidpartial-
druck 36
– Perfusionsdruck, cerebral
154, 178

243

- Positiv endexspiratorisch 99
- Sauerstoffpartialdruck 36
- Transpulmonal 181
Druckbegrenzung 92
Dyspnoe 72

E
ECMO (extracorporal membrane oxygenation) 193
- Anschlußkriterien 195
Eigenelastizität 12
Elastische Retraktionskräfte 9
Entkoppelung
- Visco-mechanisch 5
Entrainment 200
- CHFV (Combined High Frequency Ventilation) 200
- HFJV (High Frequency Jet Ventilation) 200
- HFO (High Frequency Oscillation) 204
- HFPPV (High Frequency Positive Pressure Ventilation) 199
Entwöhnung 144
- Entwöhnungsstrategien 145
- Extubationskriterien 147
- Weaning-Kriterien 145
Erwartungszeitfenster 116
Euler-Liljestrand-Mechanismus 44
Exspirationsmuskeln 9
Exspirationszeit 77

F
Fibroplasie

- Retrolentale 218
Flow-Zeit-Diagramm 83
Flow-Zerhacker 230
Flow 80, 215
- Dezelerierender 83
- Inspirations- 91
- Konstanter 83
Frank-Starling-Kurve 151
Freiheitsgrad 90
Funktionelle Residualkapazität 10, 59, 100, 106, 177, 209

G
Gasaustausch
- Physiologie des -es 33
Gasaustauschstörung 35
Gasaustauschzone 4
Gasmischer 224
Gastransportzone 4
Gasumverteilung
- Intrapulmonal 57
Gasversorgung 223
Gelschicht 5
Globalinsuffizienz 32, 35

H
Hagen-Poiseuille'sche Gesetz 16
Hämofiltration 88, 192
Heat and Moisture Exchanger - HME 163
Hertz 198
High Frequency Ventilation (HFV) 198

High Pressure Servoventile
(HPV) 229
Hustenmechanismus 5
Hyperkapnie 179
Hyperkapnie
– Permissiv 172
Hyperkapnische Ventila-
tion 176
Hypertonie
– Pulmonal 44, 171, 188
Hyperventilation
– Kontrollierte 179
Hypokapnie 178
Hypoventilation 73
– Kontrolliert 176
Hypoventilation
– Global 44
– Kontrolliert 176
Hypoxämie 72
Hypoxie
– Anämisch 71
– Hypoxisch 71
– Respiratorisch 71
– Stagnations- 71
Hypoxische Vasokonstriktion
(HPV) 44

I
I : E-Verhältnis 78, 214
Impedance tube 204
Incentive Spirometrie 169
Inflation Hold 91
Inflationsdruck 211
Inflection points 23
Innsbrucker Programm 88
Inspirationsflow 80, 215
Inspirationsmuskeln 9

Inspirationszeit 77
Intrinsic PEEP
– "Aufschaukeln" 108
– Meßmanöver 111
Inversed Steal-Syndrom 179
Inversed-Ratio-BIPAP 137
Inversed-Ratio-Ventilation
(IRV) 104, 172, 180, 214
IPPB-Therapie 167
IPPV = Intermittent Positive
Pressure Ventilation 89
Iso-Shuntdiagramm 50
Isotherme Sättigungszone 161
IVOX®
(Intravenöse Oxygenie-
rung) 196

J
Jetbeatmung 164, 200

K
Kapnometrie 180
Ketchupeffekt 165, 204
Kinetische Therapie 181
Kirchhoff'sche Gesetz 26
Kohlendioxidproduktion 8
Kompartment 56
Kompartmentmodell 53
Kompression
– Dynamisch 18
Konstant Flow-Respirator 220,
230
Künstliche Nase 163

L
Lagerungsmaßnahmen 181

245

Linksverschiebung
- Frank-Starling-Kurve 151
- Sauerstoffbindungskurve 70

Luftfeuchtigkeit
- Absolut 161
- Relativ 161

Lungenareale
- Abhängig (dependend) 183
- Nicht abhängig (non dependend) 183

Lungenödem 27, 171
Lungenperfusion 34, 39
Lungenventilation 8, 33
Lungenvolumen
- Kritisches 65

M

MAK-Werte 190
Methämoglobin 189
Mikroatelektasen 49
Minimal flow ventilation 92
Mitteldruck 79, 217
Myasthenia gravis 74

N

Nebenwirkungen der Beatmung 150
- Cerebrovaskulär 154
- Hepatal 153
- Kardiovaskulär 150
- Renal 153

No-Flow-Phase 57,
NO-Inhalation 88, 186
Noradrenalin 155, 180

O

O_2-Dissoziationskurve 68
- Linksverschiebung 70
- Rechtsverschiebung 69

Okklusionsdruck 148
Overdistension 100

P

Parenchymversagen
- Pulmonal 73, 87

Partial ventilatory support 86
Partialinsuffizienz 35
Pausenphase 57,
PC-IRV 107
PEEP-Ventil 124
PEEP 99, 217
- Auto 106
- Dynamisch 106
- Effektiv 111
- Intermittierend 103
- Intrinsic 106, 140, 173
- Physiologisch 102, 217
- Selektiv 142

Pendelluft 57, 92
Perfusion 34
Phasenzeitverhältnis 137
Physikalische Therapie 164
Physiotherapie 88
PIF 99
Plateaudruck 57, 79, 212, 214
Pleura
- parietalis 12
- visceralis 12

Pneumothorax 12, 27
Pressure swing 128
Pulmonair® 184
Pulmonox® mini 190

246

Pulmonox® 190
Pumpschwäche
– Pulmonal 73
Pumpversagen
– Pulmonal 32, 73, 87

R
Rechts-Links-Shunt 48, 100, 106, 188
– Anatomisch 52
– Funktionell 52
– Intrakardial 52
– Intrapulmonal 48
Relaxationskurve 21
Renin-Angiotensin-Aldosteron-System (RAA) 153
Reservevolumen
– Exspiratorisch 59
– Inspiratorisch 59
Residualvolumen 59
Resistance 15, 208, 211
– Normalwerte 16
Resistanceänderung
– Atemsynchron 17
Resorptionsatelektasen 99
Respirationstrakt
– Anatomie des -es 3
– Physiologie des -es 8
Respirator
– Grundeinstellung-BIPAP 135
– Grundeinstellung-Erwachsener 78
– Grundeinstellung-Kind 219
– Grundeinstellung-Säugling 219

Respiratorische Insuffizienz
– Drohend 72
– Globalinsuffizienz 32, 35
– Partialinsuffizienz 35
– Postoperativ 65
Respiratory muscle fatigue 32, 149
Restflow
– Endexspiratorisch 105, 173
Restriktion
– Akute 64
Retraktionsdruck
– Elastisch 17
Rippenatmung 10
Robin Hood-Phänomen 179
Roto-Rest® 184
Ruhedehnungskurve 21

S
Sauerstoffbindungskapazität 66
Sauerstoffbindungskurve 68
Sauerstoffkonzentration
– Inspiratorisch 99, 160, 217
Sauerstoffradikale 99
Sauerstoffsättigung 66
Sauerstofftoxizität 99
Sauerstofftransport 66
Sauerstofftransportkapazität 70
Sauerstoffverbrauch 8
Schädel-Hirn-Trauma 178
– Beatmungsform 179
– Beatmungsmuster 180
Seitengetrennte Beatmung
– Asynchron 142
– Invers 142

- Synchron 142
Seufzer-Beatmung 102
Seufzeratmung 52
Shunt in time 64
Silent lung 173
Solschicht 5
Spitzendruck 79, 91, 213
Statische Lungenvolumina 59
Step by step approach 88
Steuerung
 - Druck- 226
 - Flow- 120, 175, 226
 - Volumen- 226
 - Zeit- 226
Stickstoffdioxid 189
Stickstoffmonoxid 186
Strömungssysteme 229
Strömungswiderstand 15
Surfactant 6, 99, 206
Sustained Maximal Inspiration
 (SMI) 169

T
Tachypnoe 72
Theophyllin 5
Thixotropie 165, 204
Totale Lungenkapazität 60
Totraum 44, 209
 - Alveolär 45
 - Anatomisch 44
 - Funktionell 45
Totraumquotient 46
Totraumventilation 44, 107
Totraumvolumen 45
Trigger
 - Drucktrigger 113, 227

 - Flowtrigger 115, 119, 135,
 227
 - Triggerlatenz 113, 228
 - Triggerschwelle 113, 227

U
Units 182

V
Vasodilatation
 - Selektiv 188
Vasokonstriktion
 - Hypoxisch 44
Vasokonstriktion
 - Hypoxisch 44
 - Hypokapnisch 178
VC-IRV 107
Ventilation 8
 - Alveolär 46
 - Hyperkapnisch 176
Ventilation 33
Ventilations-/Perfusionsverhält-
 nis 38, 100, 106, 185, 188,
 206
Ventilationsstörung
 - Kombiniert 33
 - Obstruktiv 30, 33
 - Restriktiv 27, 30, 33
Venturi-Effekt 225
Verdampfer 163
Verschlußkapazität 62
Verschlußvolumen 62
Verteilungsstörung 96
Vitalkapazität 60
Volumen-Zeit-Diagramm
 83

Volutrauma 171
Vorlast 151

W
Wärme- und Feuchtigkeitsaus-
  tauscher 163
Wasserschloß 124
Weaning 144
Weaning-Versagen
  – Symptome 147
West
  – 3-Zonenmodell 39

Z
Zeitkonstante 53
Zeitlimitiert 93
Zwerchfell 8
Zwerchfellatmung 10
Zwerchfellhochstand 27
Zyanose 72
  – Zentral 50

NOTIZEN

NOTIZEN

NOTIZEN

NOTIZEN

NOTIZEN

NOTIZEN

NOTIZEN